Prof. Dr. med. Urs Eiholzer
Kraft für Kids
Kinder brauchen Bewegung

ISBN 978-3-909095-02-5
1. Auflage
Pädiatrisch-Endokrinologisches Zentrum Zürich PEZZ
in Kooperation mit Almada Verlag
© PEZZ Zürich 2011
Alle Rechte vorbehalten

Teil 1 — Kraft und Bewegungslust in den vier Phasen der Kindheit

Kapitel 1 – Zu Beginn
Uns fehlt es an nichts – ausser an Bewegung 6

Kapitel 2 – Vorschulalter
Viel Bewegung bringt Kinder weiter 16

Kapitel 3 – Kindergarten und erste sechs Schuljahre (Primarschule)
Kraft erzeugt Bewegungslust 36

Kapitel 4 – Pubertät / Oberstufe / Gymnasium
Sport vor Latein 56

Teil 2 — Alles über Hunger, Kraft und Bewegungslust in sieben Schritten

Kapitel 5
Hirn und Hormone steuern Hunger und Bewegungslust 78

Kapitel 6
Übergewicht verstehen und vermeiden 84

Kapitel 7
Entwicklungsorientiertes Muskeltraining ist kindgerechtes Krafttraining 98

Kapitel 8
Entwicklungsorientiertes Muskeltraining bereichert den Schulbetrieb 118

Kapitel 9
Wo bleiben die Mädchen? 128

Kapitel 10
Die zweite Dimension des Spieltriebs 134

Kapitel 11
Fragwürdige Talentauswahl 140

Anhang 1 **Das normale Wachstum von Kindern** 154
Anhang 2 **Bewegungsförderung: Angebote in der Schweiz** 160

Vorwort

Zu diesem Buch wurde ich durch einen Vortrag angeregt, den ich auf Einladung der Gruppe Sport des eidgenössischen Parlaments in Bern halten durfte. Meine Zuhörer waren bekannte Politikerinnen und Politiker wie Pascale Bruderer, Tarzisius Caviezel, Mario Fehr, Hildegard Fässler und Jürg Stahl sowie Marc-André Giger, CEO Swiss Olympic, und Mathias Remund, Direktor des Bundesamtes für Sport. Beim Vortrag und der anschliessenden Diskussion wurde mir klar, wie wichtig es ist, dass Wissenschaftler ihre Ansichten öffentlich machen und dass es ihre Aufgabe ist, ihre Botschaft so klar und so einfach zu formulieren, dass diese auch in einer Zeit, in welcher so viele Themen miteinander um die öffentliche Wahrnehmung konkurrieren, zur Kenntnis genommen wird.

Vielleicht ist nicht automatisch klar, weshalb ein Wissenschaftler und Spezialist für Wachstum und Hormonstörungen sich für die kindliche und jugendliche Lust auf Bewegung interessiert. Ich komme im Buch verschiedentlich auf diese Zusammenhänge zurück, hier nur eine kleine Zusammenfassung: Hunger und Lust auf Bewegung sind Geschwister. Beide werden in den gleichen Hirnkernen und dort von den gleichen Hormonen gesteuert. Während über die Regulation des Hungers im Gehirn relativ viel bekannt ist, weiss man über die Regulation der Lust auf Bewegung erst sehr wenig. Unsere Forschergruppe wurde mit der Frage der Regulation der Lust auf Bewegung eher etwas zufällig konfrontiert – und zwar zuerst im Rahmen meines nunmehr zwanzigjährigen Engagements für Kinder mit dem sogenannten Prader-Willi-Syndrom. Diese genetische Störung führt zu einer geistigen Behinderung, zu körperlichen Störungen, zu verschiedenen Hormonausfällen und auch, vor allem beim Erwachsenen, zu einer psychischen Auffälligkeit. Die Betroffenen sind auf lebenslange Unterstützung angewiesen. Das Hauptproblem der betroffenen Kinder und Erwachsenen ist aber der permanent vorhandene Hunger, welcher sogar kurz nach einer ausgiebigen Mahlzeit wieder einsetzt. So können Betroffene bis 300 kg schwer werden, wenn sie nicht permanent überwacht werden und alle Essvorräte hinter Schloss und Riegel sind. Familien mit einem solchen Kind erkennt man auf der ganzen Welt daran, dass die Türe des Kühlschranks mit einem Vorhängeschloss verschlossen ist.

Diese Kinder wollen aber nicht nur die ganze Zeit essen, nein, sie haben auch eine tiefe Abneigung gegen körperliche Bewegung. Am liebsten sitzen sie am Tisch und machen Puzzles. Aus diesem Grund haben sie nicht nur viel Fett, sondern auch wenig Muskeln. Deshalb haben wir für diese Kinder ein Trainingsprogramm, eine Art Krafttraining, entwickelt. Als wir das Programm wissenschaftlich auswerteten, stellten wir Erstaunliches fest: Bei diesen Kindern mit einer Abneigung gegen Bewegung und einer nur schwach ausgebildeten Muskulatur hat ein tägliches zehnminütiges Training nicht nur zu einer deutlichen Zunahme der Muskulatur und der Kraft geführt, nein, auch die Lust auf Bewegung hat nachweislich hoch signifikant zugenommen! Das war ja einmal etwas wirklich Neues: Training führt bei diesen Kindern zu mehr Lust auf Bewegung! Oder einfacher: Bewegung führt zu mehr Bewegung, eine positive Aufwärtsspirale! Wir waren elektrisiert. Das könnte doch eine Lösung für alle Kinder sein, die sich heutzutage allgemein immer weniger bewegen. Wir konnten dann sukzessive zuerst bei besonders sportlichen Kindern und Jugendlichen und danach auch bei durchschnittlichen Schulkindern zeigen, dass ein modifiziertes und sicheres Krafttraining zu einer Zunahme der Bewegungslust führt. Die intensive Beschäftigung mit dem Thema Bewegung bei Kindern und Jugendlichen hat im Verlauf der letzten Jahre unser Wissen vervielfacht. Geholfen haben dabei auch die vielen Einladungen zu Vorträgen vor sehr unterschiedlichem Publikum – Wissenschaftlern, Eltern, Fachpersonen – sowie die Gespräche mit Journalisten verschiedenster Medien. Lust auf Bewegung wird wie Hunger durch viele verschiedene Hormone gesteuert und beeinflusst. Über die Regulation der Lust auf Bewegung ist noch deutlich weniger bekannt als über die des Hungers. Klar ist allerdings, dass diese beim Kind und beim Erwachsenen nach unterschiedlichen Spielregeln geschieht, das Stichwort heisst Spieltrieb.
Dieses Buch ist kein Schlussrapport, sondern ein Zwischenrapport. Wir werden weiter mit vollem Engagement an diesem Thema arbeiten, obwohl wir als private Institution von den staatlichen Fördergeldern weitgehend abgeschnitten sind. Wir schaffen das dank der grosszügigen Unterstützung von privaten Mäzenen, denen wir hier ganz herzlich danken möchten.

Danken muss ich unzähligen Leuten. Die einen, nämlich die Geldgeber, wollen anonym bleiben, die anderen müssen anonym bleiben. Nämlich die unzähligen Eltern und Kinder, die ich über die letzten Jahrzehnte betreuen und beraten durfte und die mich mit all den Ideen versorgt haben, die in diesem Buch zur Darstellung gelangen. Zum einen sind es zu viele und zum anderen bin ich an die ärztliche Geheimhaltung gebunden. Besonders danken möchte ich hier den GCK Lions und den ZSC Lions sowie den Schulen in Zollikon, dass wir bei ihnen unsere Studien durchführen durften. Mein herzlichster Dank gehört dem Team unseres Institutes, dem Pädiatrisch-Endokrinologischen Zentrum Zürich PEZZ. Viele Ideen, die hier präsentiert werden, wurden im Rahmen von Gesprächen und Diskussionen im PEZZ geboren.

Zürich, im September 2011
Prof. Dr. med. Urs Eiholzer

PEZZ
Pädiatrisch-Endokrinologisches Zentrum Zürich
Möhrlistrasse 69
CH-8006 Zürich
Telefon: +41 44 364 37 00
Fax: +41 44 364 37 01
E-Mail: mail@pezz.ch
Web: www.pezz.ch
iPhone-Apps: Unter *Child Growth* oder *PEZZ* im App Store
eBooks im Kindle-Shop unter Autor: Eiholzer

Zu diesem Buch haben beigetragen:
- Dr. med. Udo Meinhardt, Facharzt FMH Kinder- und Jugendmedizin, speziell Wachstum, Hormonstörungen und Diabetes sowie Sportmedizin, PEZZ.
- Renato Petrò, Turn- und Sportlehrer ETH, PEZZ.
- Martin Schuppli, Journalist.
- Peter Lauth, Fotograf (Fotos).
- Gody Kellenberger, Trainer (Eishockey-Fotos).
- Martin Bühlmann, Andi Portmann (diekonkreten.ch) und Katharina Lanfranconi (Layout).

Kapitel 1 Zu Beginn

Uns fehlt es an nichts – ausser an Bewegung

Dieses Buch handelt von Bewegung, von Kraft, von Training. Es will Lust und Freude an der Bewegung vermitteln, Spiel und Spass propagieren. Es befasst sich vor allem mit jungen Menschen zwischen Geburt und Erwachsenwerden, zwischen 0 und 20 Jahren. Denn auch bei der Bewegung stimmt das hier umgekehrt wiedergegebene Sprichwort: Hans lernt nie mehr, was Hänschen nicht gelernt hat. Mühelos und ganz ohne sich abzuplagen geht es aber nicht immer. Wo ist das anders im Leben, wenn man Erfolg haben möchte? Wenn es manchmal mühselig wird und wenn die Zeit nirgends hinreicht, sind ökonomische, kurzdauernde Trainings empfehlenswert – durchdacht organisiert und effizient absolviert. Dies gilt vor allem für ältere Kinder und Jugendliche. Bereits nach kurzer Zeit wird die Wirkung spürbar werden. Und als Konsequenz des Erfolgs lässt auch die Freude nicht auf sich warten.

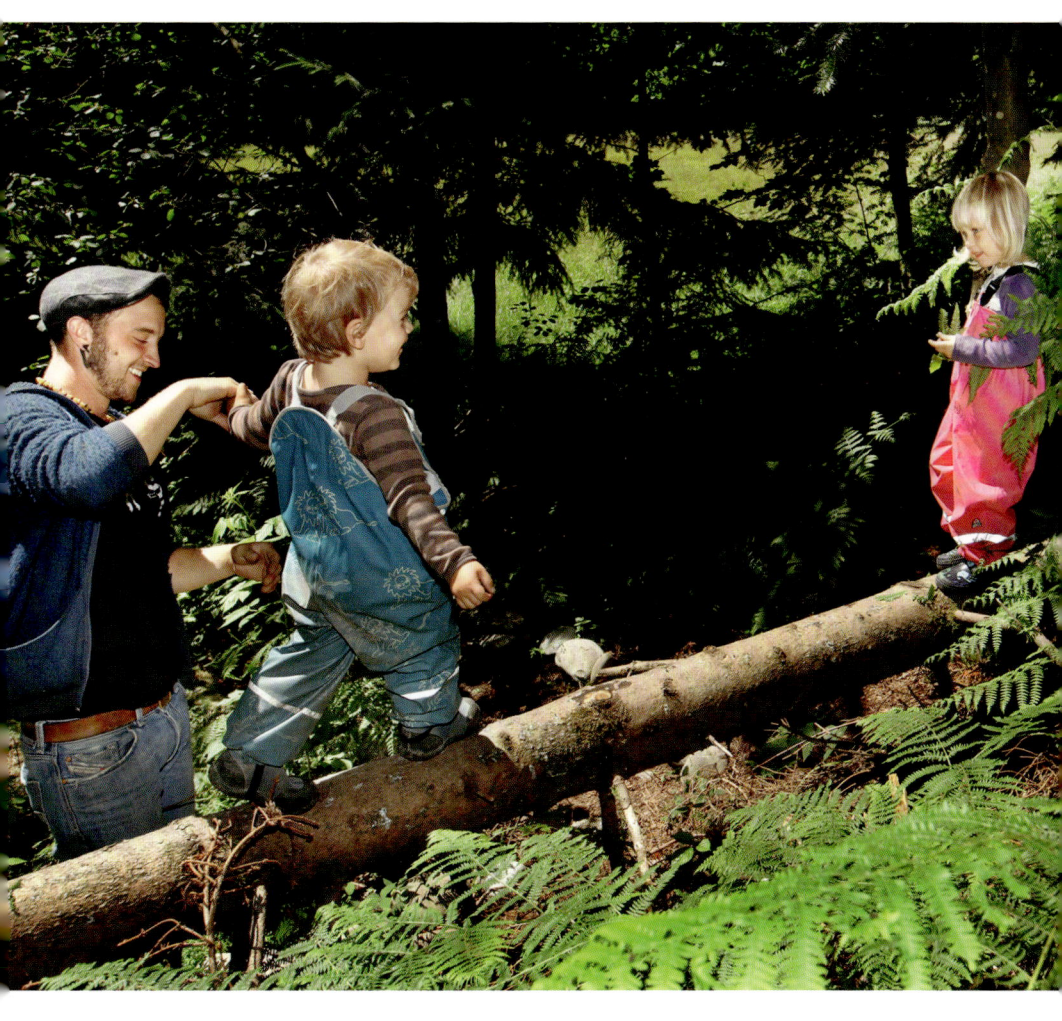

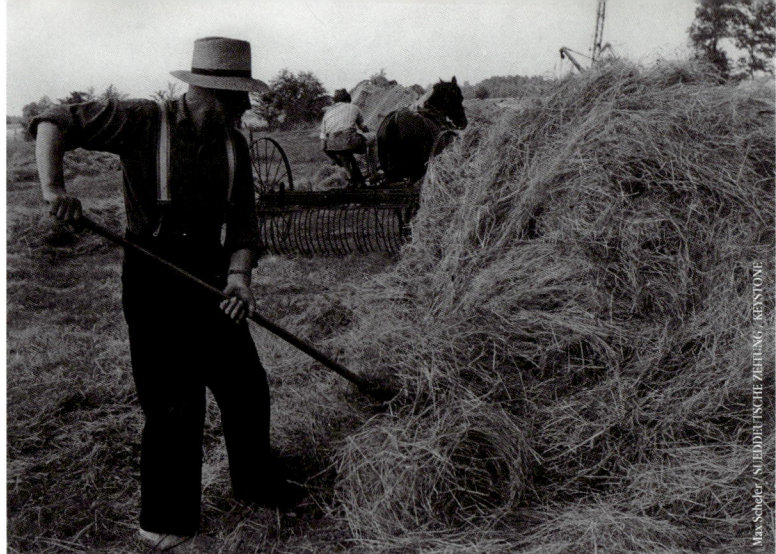
Heuernte 1958

Sogar die Füsse lechzen nach Bewegung

In diesem Buch möchte ich zeigen, wie Kinder und vielleicht auch Sie auf gute Art zu mehr Bewegung kommen. Das ist dringend nötig, wie aktuelle Forschungsresultate zeigen. Man spricht heute viel von Übergewicht. Aber noch gefährlicher als Übergewicht ist zu wenig Bewegung, in der Fachsprache Hypoaktivität genannt. Hypoaktivität führt auch ohne zu viel Speck auf den Rippen zu erhöhten Blutfetten, zu Störungen der Blutzuckerregulation und zu vielen weiteren negativen Konsequenzen wie zum Beispiel Gelenksarthrosen und Bandscheibenproblemen. Unser Forschungsteam am Pädiatrisch-Endokrinologischen Zentrum Zürich (PEZZ) konnte sogar Auswirkungen auf die Fussgrösse nachweisen. Wir stellten fest, dass Füsse von Kindern, die sich weniger bewegen, im Durchschnitt kleiner sind und langsamer wachsen als Füsse von Kindern, die sich viel bewegen. Wenn wir als Bewegungsmuffel so weitermachen, könnte es nach vielen Generationen so weit kommen, dass Menschen gar keine richtigen Füsse mehr haben.

Ohne genügend Bewegung werden Muskeln saft- und kraftlos

Zu wenig Bewegung wirkt sich sofort auf die Muskeln aus. Wenn Muskeln nicht mehr richtig gebraucht werden, werden sie schmächtig und verletzungsanfällig, die Muskelmasse nimmt massiv ab. Haben Sie schon einmal

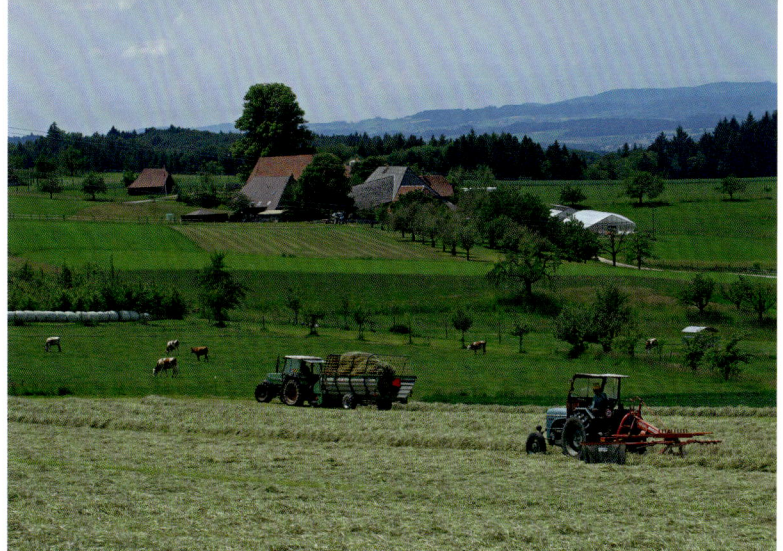
Heuernte 2011

ein Bein gesehen, das nach einem Beinbruch eine Zeitlang im Gipsverband steckte? Es ist viel dünner als das andere Bein, die Muskeln sind wegen Nichtgebrauchs fast verschwunden. Der Volksmund spricht von Muskelschwund. Wenn die Muskeln nicht mehr stark sind, dann können sie auch die Wirbelsäule nicht mehr stabilisieren und es entstehen Bandscheibenprobleme. Wenn die Muskeln zu schwach sind, um den Gelenkkopf exakt im Zentrum der Gelenkpfanne zu halten, droht den Gelenken Arthrose. Knochen werden spröd, das Herz wird träg und faul, die Wirbel steif. Der Mensch verkümmert zusehends, nur weil er bequem und träge geworden ist. Trägheit und Bequemlichkeit – das muss Bewegungsmuffeln zugutegehalten werden – gehören geradezu zum menschlichen Schicksal. Trägheit ist Ausdruck unserer Energie-Ökonomie, vererbt über Jahrmillionen. Bewegung kostet Energie. Wir Menschen sind wie alle Wirbeltiere hoch Energie-effizient organisiert. Sonst hätten unsere Vorfahren all die Hungersnöte niemals überlebt.

Starten Sie jetzt Ihre Muskelmotoren!

Jetzt kann es losgehen: Starten Sie Ihre Motoren und vor allem die Motoren Ihrer Kinder! Verbrauchen Sie den Treibstoff, der bei vielen im Überschuss vorhanden ist! Die Muskeln sind die Motoren, das Fett und der im Blut zirku-

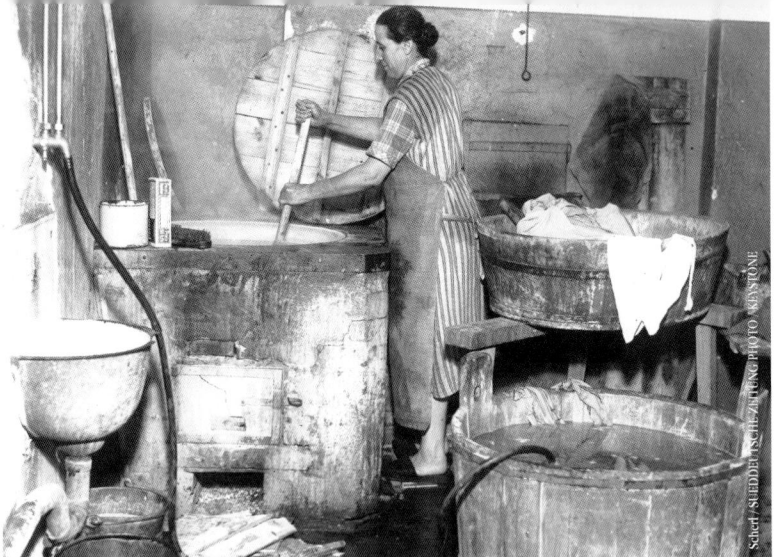

Waschküche 1939

lierende Zucker sind der Treibstoff. Wer sich regelmässig bewegt, verbraucht vermehrt Treibstoff, verringert also seine Fettdepots. Um beispielsweise ein Kilogramm Fett abzubauen, muss ein 70 bis 100 kg schwerer Mensch 100 Kilometer wandern. Um eine 100-Gramm-Tafel Milchschokolade wieder zum Verschwinden zu bringen, braucht es eine Stunde Jogging. Um 50 g Erdnüsschen wettzumachen, müsste man 20 Minuten schwimmen oder während einer Stunde die Wohnung putzen.

Bewegung ist in unserem Businessplan zwingend vorgesehen. Unsere Wirbel, Knochen, Sehnen und Gelenke, ja unser ganzer Körper sind fürs Gehen und Rennen, fürs Klettern und Schwimmen, fürs Hüpfen und Springen konstruiert. Für unsere Vorfahren war Bewegung zwingende Notwendigkeit. Früher galt: Ohne Bewegung kein Essen. Essen und Bewegung gehörten unzertrennlich zusammen. Wie kommt die Katze zur ihrer Maus? Indem sie sich bewegt. Wie kam der Dinosaurus Rex zu seiner Beute? Indem er sich bewegte. Wie kommt die Wüstenmaus, wenn sie in der Wüste lebt, zu ihrem Fressen? Indem sie sich bewegt. Experten gehen davon aus, dass die Völker der Jäger und Sammler täglich 15 bis 20 Kilometer zurücklegten. Das wären im Jahr immerhin rund 7000 Kilometer oder eine Strecke von Zürich nach Katmandu. Fortbewegung war nötig, um die Grundstoffe der Energie zu sammeln, um Tiere zu erlegen, um sich zu verteidigen. Unsere Vorfahren

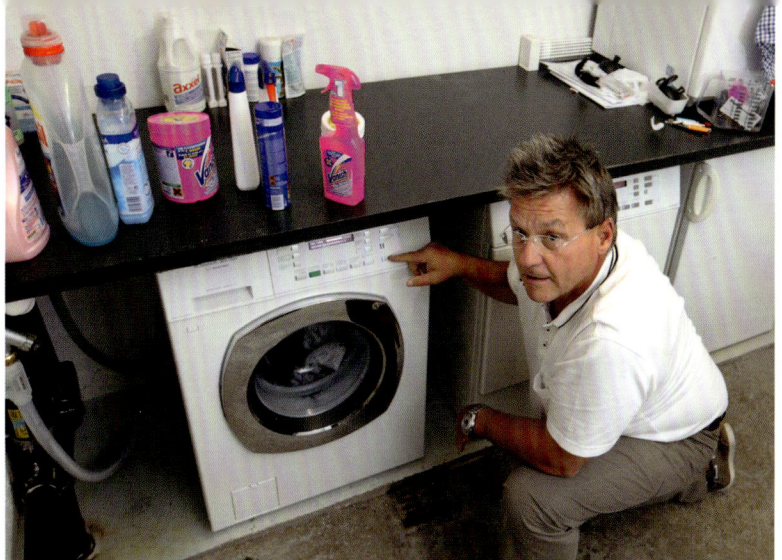

Waschküche 2011

mussten sich bewegen, um zu überleben, zu essen, einen Partner zu finden, einen sicheren Unterschlupf zu ergattern oder um nicht zu erfrieren. Standen unsere Vorfahren still, gab es nichts zu essen und der Körper musste von seinen Vorräten zehren. In unserem Bauplan ist ein Speckgürtel als Rettungsring obligatorisch vorgesehen. Unser Körper denkt bei jedem Bissen an die drohende, tödlich verlaufende Hungersnot und speichert vorsorglich die Energie ab, die er nicht verbraucht. Er bunkert, was am Ende des Tages noch übrigbleibt, vor allem in Form von Fett. Fett ist ein genialer Energiespeicher, vielseitiger und potenter als alle von uns Menschen erfundenen Speichersysteme. Doch die Zeiten haben sich geändert. In unserer Überflussgesellschaft ist Fett nicht mehr beliebt, nicht mehr «in». Aus Pölsterchen werden Polster. Und bei längerem Ungleichgewicht zwischen Zufuhr und Verbrauch von Energie sind der dicke Bauch, die Wampe, der grosse Po die Quittung. Viele kennen das, ein Blick in den Spiegel genügt. Aber auch früher waren Leute übergewichtig, und gerade diese überlebten die nächste Hungersnot. Sie wurden aber nicht etwa träg und faul, sondern blieben auch mit Übergewicht in Bewegung. Sie rosteten trotz des Übergewichts nicht ein, weil sie sich trotz ihrer Energievorräte bewegen mussten. Sie blieben aktiv in Bewegung, weil es noch keine Fahrräder, keine Autos, keine Maschinen gab.

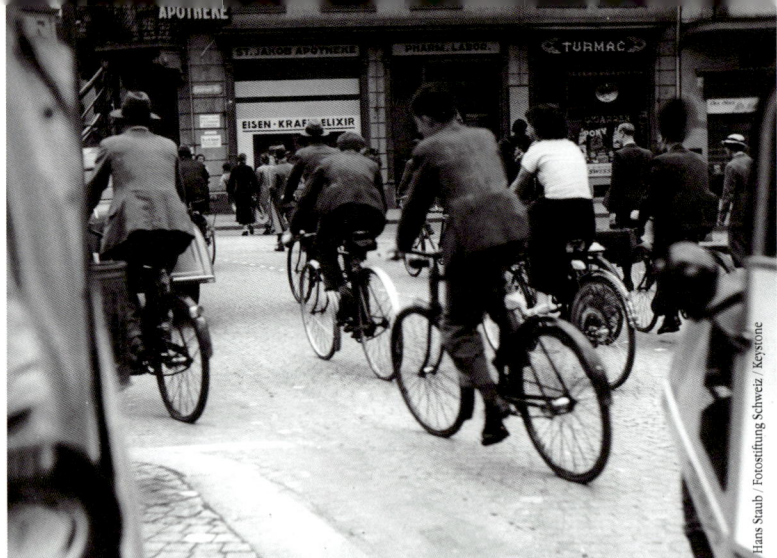

Zürich Sihlbrücke 1936

Keine Hungersnot mehr im Nacken

Also nichts wie los: Mehr bewegen und problemlos abnehmen. Leider ist das nicht so einfach wie es scheint. Hunger und Bewegung, Energieaufnahme und Energieverbrauch sind wie die Schalen einer Waage. Die Lust auf Bewegung, die Gelüste nach Nahrungsmitteln und der Hunger stammen aus demselben Hirnkern. Wer also beim Joggen mehr Energie verbraucht, steigert seine Lust aufs Essen, also den Hunger. Das treibt uns an, die Energiespeicher nach dem Joggen wieder aufzufüllen. Meistens ergibt sich im Endeffekt ein Nullsummenspiel. Im besten Fall können wir unser Gewicht halten und nicht oder nur wenig zunehmen.

Darüber müssen Sie sich im Klaren sein: Um die Energie, die in einem Brötchen steckt, zu verbrauchen, müssen Erwachsene mit Durchschnittsgewicht eine halbe Stunde joggen oder radeln. Logisch, dass es gescheiter wäre, das Brötchen gar nicht zu konsumieren. Aber eben, der Kopf weiss es, aber das Fleisch, sprich der Bauch, ist schwach. Und das ist erst noch sinnvoll und gut so! In den letzten 500 Millionen Jahren, in denen sich die Appetitregulation bei den Wirbeltieren entwickelt hat, ging es fast immer darum, Hungersnöte zu überleben. Hunger ist das wichtigste und stärkste Gefühl, das wir haben. In der Hungersnot müssen wir intellektuelle Topleistungen erbringen, um Nahrungsmittel zu beschaffen. Es ist unsere wichtigste und

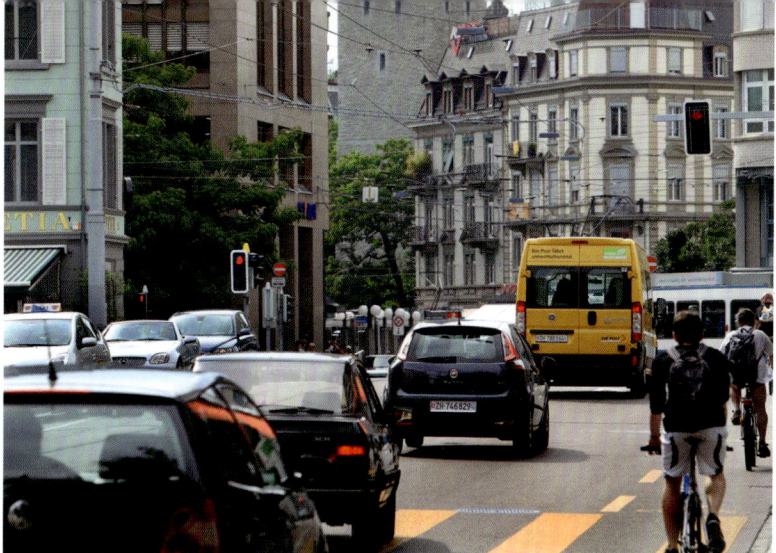
Zürich Sihlbrücke 2011

zentralste Aufgabe, Essen zu finden, sonst stirbt der Einzelne und bald auch alle seine Artgenossen. Die Menschheit wäre ausgestorben. Unser Hungerregulationssystem wurde also über Jahrmillionen entwickelt – immer mit drohenden Hungersnöten im Genick. Überfluss spielte keinerlei Rolle. Viele oder gar zu viele Nahrungsmittel gab es nur während kurzen Zeiten, immer wieder abgelöst durch viel längere Hungerzeiten, wie die moderne Forschung herausfand. Deshalb wird unsere Appetitregulation so einseitig vom Hunger dominiert. Das Zuviel war früher nie ein Problem. Jetzt leben wir aber in Europa seit rund 60 Jahren in allgemeinem Wohlstand und Überfluss. Hungersnöte kennen wir höchstens noch aus dem Fernsehen. Wie lange wird unser goldenes Zeitalter noch andauern?

Räder und andere ungesunde Erfindungen

Der schleichende Prozess, sich immer weniger zu bewegen, begann schon vor Urzeiten. Es liegt in der Natur des Menschen, mit Kreativität die Muskelkraft durch Maschinen zu ersetzen. Fahren statt gehen, auf Rädern ziehen statt tragen, die Motorsäge ansetzen statt mit dem Fuchsschwanz von Hand sägen.

Das «Unglück» begann ungefähr viertausend Jahre vor Christus mit der Erfindung des Rades. Eine kluge Sache zweifellos, aber für die Gesundheit der

Menschheit eine Katastrophe. Nach dem Fahrrad, das wenigstens noch etwas Muskeleinsatz verlangt, erfand der Mensch das Motorrad, den Zug, das Auto, den Traktor, den Lastwagen. Aus dem Ruderboot entstanden das Segelboot, das Containerschiff und der Supertanker. Im Haus ersetzen Maschinen das Waschen von Hand, das Zusammenkehren von Dreck, das Schnetzeln von Gemüse. Der Lift ersetzt die Treppe, das Rollband den Fussmarsch durch endlose Flughafenkorridore. Es gibt Tausende von Beispielen, wie der Körper Energie sparen kann. Sie alle sind mitschuldig, dass wir uns immer weniger bewegen, dass unsere Muskeln immer schmächtiger und schwächer werden und dass manche von uns immer dicker werden.

Richtig bunt treibt es der Mensch aber erst seit 60 Jahren. Zum ersten Mal in der 500 Millionen Jahre langen Geschichte der Wirbeltiere müssen wir uns kaum mehr bewegen, um essen zu können. Das Tier musste immer jagen, um nicht zu hungern. Auch unsere Vorfahren brauchten viel Muskelkraft, um sich zu ernähren. Seit dem Ende des zweiten Weltkrieges perfektionierte der Mensch die Maschinen und koppelte das Essen völlig ab von der Bewegung. Mittlerweile können wir uns per Telefon so viele Pizzas bestellen, wie wir wollen. Oder wir können mit einem Mausklick so viele fertige oder halbfertige Mahlzeiten bestellen, wie in der Wohnung Platz haben. Aber unser Körper hat immer noch den gleichen Bauplan wie der Tiger. Dieses Raubtier muss, wenn es nicht im Zoo lebt, stundenlang durch die Steppe ziehen, um letztlich eine Antilope zu erjagen.

Bewegungslos und doch mobil und satt

Wie war das damals in den Fünfzigerjahren? Sehr viele Werktätige fuhren mit dem Zug oder dem Fahrrad zur Arbeit. Die Frauen erledigten ihre Einkäufe zu Fuss, die Kinder nahmen ihren Schulweg unter die Füsse oder setzten sich auf das Fahrrad. Und das gleich viermal am Tag, wie die Väter auch. Die Zubereitung des Mittagessens und die Arbeiten im Haushalt brauchten ebenfalls Muskelkraft. Viele Menschen arbeiteten in Wald und Feld, verrichteten in den Fabriken körperliche Arbeit. Bewegung war allgegenwärtig.

Und heute? Heute leben wir in einer voll motorisierten Welt. Die meisten Strecken legen wir praktisch bewegungslos zurück. Wir fahren im Auto, sitzen im Zug, dösen im Flugzeug, räkeln uns im Schiff, nehmen im «Fahrstuhl», also im Lift, Platz, stehen auf Rolltreppen, langweilen uns auf Rollbändern.

Auf den Punkt gebracht

- Zu wenig Bewegung ist für die Gesundheit noch gefährlicher als Übergewicht. Die Muskeln werden dünn und schwach, die Füsse bleiben im Wachstum zurück, der Wirbelsäule fehlt die Muskelstabilisation, die Bandscheiben werden überlastet und machen Probleme, in den Gelenken entsteht Arthrose, das Herz wird träg, die Knochen spröd, die Blutfettwerte klettern in die Höhe, die Regulation des Blutzuckers wird gestört.
- Trägheit gehört zu unserem Erbe aus Jahrmillionen, das uns zu Energiesparern gemacht hat. Bewegung kostet körperliche Energie. Hätten unsere Vorfahren ihre Energie verschwendet, hätten sie Hungersnöte nicht überlebt und wir wären nicht da.
- Doch die Zeiten haben sich geändert. Wiederkehrende Hungersnöte gehören der Vergangenheit an. Jetzt besteht ein Nahrungsangebot im Überfluss. Hierzulande ist überall und jederzeit beliebig viel Nahrung verfügbar, erhältlich fast ohne einen Finger zu rühren.
- Starten Sie jetzt den Motor ihrer Muskeln. In Bewegung bleiben Sie gesund und haben gute Chancen, dabei auch noch schlank zu bleiben. Bringen Sie auch Ihre Kinder in Bewegung, denn mehr noch als Märchen brauchen Kinder Bewegung. Wenn Bewegung nicht früh erlernt wird, ist der Zug bald für immer abgefahren.

Das hat verheerende Folgen. Für die Umwelt, weil der Kohlendioxid-Ausstoss explodiert. Für den Körper, weil die körperliche Aktivität und damit das natürliche, automatische Muskeltraining gewissermassen implodiert und der Energieverbrauch in sich zusammenfällt. Wir brauchen uns nicht mehr zu bewegen und haben dennoch alles, was wir benötigen. Viele von uns können praktisch bewegungslos Geld verdienen und sich dafür unbeschränkt viele Nahrungsmittel kaufen.

Was also tun? Politiker versuchen, die Umwelt zu retten, indem sie den CO_2-Ausstoss auf das Niveau der Fünfzigerjahre senken wollen. Das soll mit technischen Mitteln erreicht werden, denn niemand will Autos abschaffen, Flugzeuge verschrotten, Züge verbieten, Schiffe versenken, Rolltreppen und Lifte sperren. Wir werden weiterhin bequem und träge bleiben können. Wir werden fortfahren, uns zu wenig zu bewegen. Wir werden fett werden und krank. Wir werden einrosten und verkümmern. Irgendwann wird das erste Baby ohne brauchbare Füsse zur Welt kommen. Stattdessen wird es eine überdimensioniert breite Sitzfläche haben.

Das wollen Sie nicht? Dann starten sie den Motor, setzen Sie sich in Bewegung. Stehen Sie auf und holen Sie in der Küche ein Glas Wasser. Und blättern Sie um ins nächste Kapitel. Jetzt geht es los mit der Bewegung!

Kapitel 2 Vorschulalter

Viel Bewegung bringt Kinder weiter

Jetzt weiter in Bewegung, weiter im Text! Dieses Kapitel kreist um Kinder im Vorschulalter. Beschäftigen wir uns jetzt mit den Kindern der Altersgruppe zwischen Geburt und Kindergarten.

Bewegung fehlt im heutigen Berufsalltag

Erwachsene bringen heutzutage Bewegung meist mit Feierabendaktivität, Weekendbeschäftigung und Freizeitsport in Verbindung: spazieren, wandern, Velo fahren, im Fitnesszentrum auf dem Crosstrainer schwitzen, mit dem Hund Gassi gehen. Die meisten von uns sitzen oder stehen beim Arbeiten, viele tippen auf der Computer-Tastatur. Bewegung des ganzen Körpers und Schwitzen heben wir uns für die Freizeit auf. Natürlich nicht alle. Es gibt sie noch die Berufe, bei denen Muskelkraft gefragt ist: Maurer, Schreiner, Landwirt... Auch junge Mütter oder Hausmänner brauchen viel Muskelkraft. Es fällt mir immer wieder auf, dass junge Mütter oft stärker sind als ihre berufstätigen Männer. Kein Wunder, tragen sie doch tagein tagaus das Baby herum, schieben den Kinderwagen, schleppen Einkäufe, tragen Wäschekörbe. Da besteht kein Zweifel: Körperliche Betätigung im Alltag macht stark. Dasselbe gilt für Kinder. Die Devise lautet: Kinder bewegt euch möglichst viel! Bewegung beeinflusst die Persönlichkeit positiv. Von Bewegung profitieren auch Wahrnehmung, Sprache, Emotion, Sozialverhalten, kurzum die Intelligenzentwicklung. Verfügt ein Kind über gute motorische Fähigkeiten, kann es sich präziser bewegen, das Unfallrisiko wird kleiner, das sportliche Entwicklungspotenzial wird grösser. Sogar die Lernbereitschaft in der Schule oder im Bereich der Musik, ganz allgemein das abstrakte Denken, wird positiv beeinflusst.

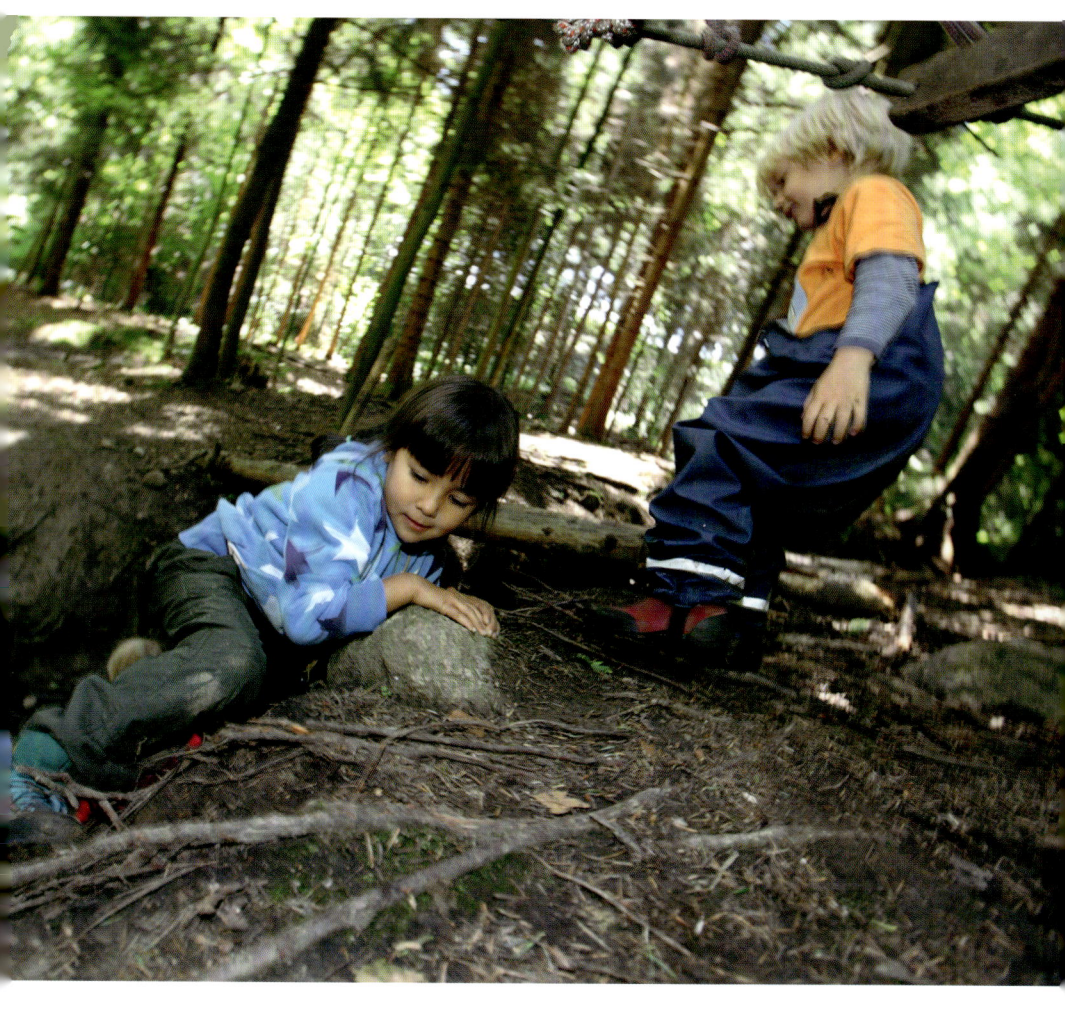

Babys bewegen sich dauernd – oder schlafen

Der Drang sich zu bewegen wird allen Kindern in die Wiege gelegt. Beobachten Sie einmal ein Baby. Entweder schläft es oder es bewegt sich. Dass es einmal ruhig daliegt, kommt eigentlich nur beim Einschlafen und Aufwachen vor. Aber längere Zeit ruhig zu liegen und nur die Augen beim Lesen zu bewegen, das ist ihm noch nicht möglich. «Gamen» kann es auch nocht nicht, Gott sei Dank! Nein, es bewegt seine Arme, seine Hände und Finger. Es strampelt mit den Beinen, versucht die Füsse zu berühren. Es dreht sich auf den Bauch und dann wieder auf den Rücken. Es versucht zu krabbeln, es möchte aufstehen. Es kriecht, rutscht und rollt herum. Es wälzt sich, schaukelt hin und her.

In den ersten zwölf Monaten eignen sich Babys erste koordinierte Bewegungen an. In den ersten Lebensmonaten entwickeln sich die Bewegungen der Augen, die Blickmotorik. Auch die Haltung und die Bewegungen des Kopfes, das zielgerichtete Greifen entwickeln sich in dieser Phase des koordinativen Lernens. Etwas später entwickelt der Säugling unterschiedliche Arten der Fortbewegung wie Rutschen, Rollen, Wälzen und Kriechen. Am Ende des ersten Lebensjahres stehen dann die ersten Gehversuche an. Das Kleinkind baut seinen Grundbewegungsschatz immer weiter aus. Es lernt und übt pausenlos. «Koordination» und «koordinativ» sind die Schlüsselwörter bei der kindlichen Bewegungsentwicklung.

Kraft und Bewegung gehören zusammen

Bewegung braucht Kraft, beispielsweise wenn es darum geht, sich an etwas festzuklammern, sich aufzurichten und auf den Beinen zu halten. Sobald das Kleinkind gehen kann, endet die Krabbelzeit schnell. Nun klettert es, springt, hüpft und purzelt herum. Das macht ihm Spass. Verspielt entwickeln die Kleinsten ihre koordinativen Fähigkeiten immer weiter.

Später kann der Bub oder das Mädchen draussen im Wald oder auf einem Spielplatz seinen Bewegungsschatz noch weiter vergrössern, weiterlernen und weiterüben. Beispielsweise auf einem Bein stehen, über unebenen Boden springen oder über eine schaukelnde Hängebrücke gehen – und auch diese neu erworbenen Fähigkeiten bilden wiederum die Basis für weitere Erfahrungen.

Im Vorschulalter ist der Bewegungsdrang noch ungestüm, Neugier und Bewegungsfreude sind riesig. Obschon kleine Kinder nicht gerade vorsichtig sind und kaum Angst haben, soll man sie so weit als möglich gewähren lassen. Die Kinder brauchen jetzt unendlich viele Möglichkeiten zum Ausprobieren.

Die Hirnstruktur passt sich an und verändert sich

Ab Geburt bis etwa zum zehnten Geburtstag baut das kindliche Hirn laufend neue Nervenverbindungen auf. Häufig benutzte Signalwege, die sich als besonders wichtig erwiesen haben, werden gewissermassen zu Schnellstrassen ausgebaut, auf denen die Nervensignale beschleunigt unterwegs sind. In der Fachsprache heisst das Plastizität des Gehirns. Ein kindliches Gehirn ist bei der Geburt erst im Rohbau konstruiert, danach entwickelt es sich weiter. Ein Rest von Plastizität bleibt auch im fertig konstruierten Gehirn Erwachsener noch erhalten. Beispielsweise nach einem Schlaganfall können Funktionen zerstörter Hirnregionen dank der Hirnplastizität durch andere, unversehrte Regionen teilweise kompensiert werden.

Im Gehirn von Kindern werden Bahnen und Verbindungen bedürfnisgerecht angelegt. Bewegungen, die besonders oft abgerufen werden, können so sehr automatisiert werden, dass sie später nie mehr verloren gehen. Denken Sie zum Beispiel an das Velofahren oder den Purzelbaum. Die Hirnplastizität ist gewissermassen das angeborene Bedürfnis und die Fähigkeit des Gehirns, sich immer wieder zu verändern und anzupassen. Aufgrund der Hirnplastizität, also der Formbarkeit des Gehirns, passen sich die Vernetzungen der Nervenzellen im Gehirn ständig den sich verändernden Bedingungen an. Wie intensiv die Hirnplastizität stimuliert wird, hängt davon ab, wie stark und in welcher Art das Gehirn benutzt wird.

Die Chance ergreifen bevor sie vorbei ist

Im Kleinkindesalter und im Vorschulalter lernen Kinder vielfältige Bewegungsformen und erste Bewegungskombinationen. Die stark ausgeprägte Plastizität des Gehirns macht das Erlernen von Bewegungsformen in dieser Zeit besonders einfach und effizient. Das Koordinationsfenster – das erste der beiden Chancenfenster (windows of opportunity) – steht in dieser Zeit weit offen. Das Koordinationsfenster gibt dem Kind die Chance, sich einen reichhaltigen koordinativen Grundschatz anzulegen – man spricht auch von Bewegungskompetenz. Es gilt, die Chance jetzt zu ergreifen, damit das Kind möglichst grosse Fortschritte in der koordinativen Entwicklung machen kann. Das Erlernte wird gewissermassen eingebrannt und geht danach nie

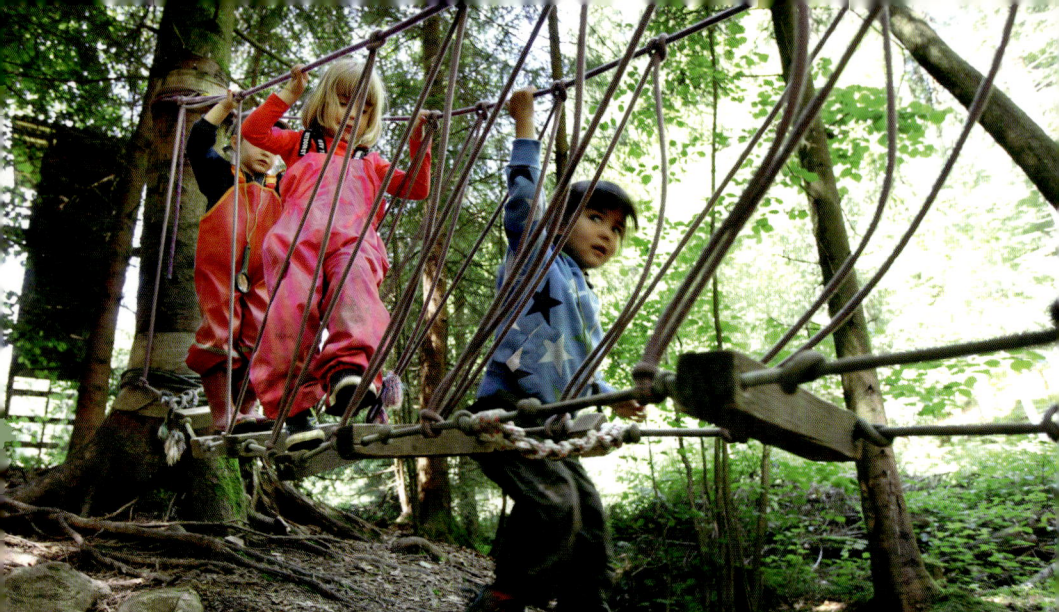

mehr verloren. Was das Kind in dieser Zeit an koordinativem Grundschatz – also Bewegungskompetenz - nicht erwirbt, kann es später, wenn sich das Chancenfenster wieder geschlossen hat, wahrscheinlich nicht mehr völlig nachholen. Beispielsweise ist bekannt, dass Kinder, die ein gewisses Bewegungsrepertoire und Koordinationsniveau bis zum Alter von fünf Jahren nicht erreicht haben, später trotz Förderung nicht mehr in der Lage sind, das gleiche Niveau zu erreichen wie Kinder mit besserer Bewegungskompetenz im Alter von fünf Jahren.

Das Koordinationsfenster im Vorschulalter als erstes Chancenfenster

Während der Kindheit gibt es zwei «windows of opportunity» (Chancenfenster). Sie öffnen sich nur während einigen Jahren und geben den Kindern während dieser Zeit die Chance, sich besonders gut zu entwickeln. Wenn sich die Chancenfenster wieder schliessen, ist der optimale Zeitraum für die betreffenden Entwicklungsschritte vorüber. Im Volksmund gibt es Sprichworte, die davor warnen, die Chancen zu verpassen: «Was Hänschen nicht lernt, lernt Hans nimmermehr» oder «Wer zu spät kommt, den bestraft das Leben».

Das Koordinationsfenster des Vorschulalters ist das Zeitfenster für die optimale Entwicklung der Bewegungskoordination. Kinder brauchen viel Bewegung – für Bewegung brauchen sie Kraft und Koordination. Kraft entsteht in den Muskeln, unseren Motoren des Bewegungsapparats. Koordination entsteht im Gehirn. Koordination ist am Werk, wenn viele Muskeln zusammen, gesteuert durch das Gehirn, zu komplexen Bewegungen beitragen. Koordinierte Bewegungen fallen nicht vom Himmel, sondern müssen erlernt und geübt werden. Die Reifung der Koordination, die sich im Verborgenen im Gehirn vollzieht, macht sich deutlich bemerkbar in der Aneignung neuer, immer komplexerer Bewegungsmuster. So sieht man beispielsweise die Nachbarstochter beim Spielen zuerst auf zwei Beinen hüpfen, dann gelingt ihr das Hüpfen auf einem Bein. Später beginnt sie mit dem Seilspringen und benützt dazu zuerst wieder beide Beine, bis ihr dann auch das einbeinige Seilspringen gelingt.

Immer mehr Verschaltungen zwischen Nervenzellen und schnellere Leitungen

Die Reifung des Gehirns ist bei der Geburt ganz und gar noch nicht abgeschlossen. Es geht nach der Geburt nicht darum, dass noch neue Nervenzellen gebildet werden müssen. Aber die Nervenbahnen, die zuerst langsame Feldwege sind, werden zu schnellen Datenautobahnen mit komplexen Systemen zahlreicher neuer Ein- und Ausfahrten ausgebaut. Zwischen den einzelnen Nervenzellen werden neue Verschaltungen angelegt. Dank spezieller Isolation der Nervenkabel kann der Datenfluss, also die Weiterleitung der Nervensignale, massiv beschleunigt werden. Als Isolationsmaterial dienen Schichten von Myelin (Myelinscheiden), mit denen die Nervenzellfortsätze (Axone) gewissermassen umwickelt werden.

Durch Übung verankern sich automatisierte Bewegungsabläufe im Hirn

Die Einrichtung neuer Verschaltungen und die Verstärkung der Isolation um die Nervenfasern - diese beiden Vorgänge im Gehirn bilden die Voraussetzung, dass Kinder komplexe Bewegungen erlernen können. Aber nur wenn Kinder die neuen, immer schwierigeren Bewegungen ständig ausprobieren und üben, können neue Verschaltungen und zusätzliche Isolationsschichten entstehen. Kinder unternehmen ganz spontan Bewegungsversuche und üben die gelernten Bewegungen, bis diese automatisch ablaufen. Automatisierte Bewegungsabläufe benutzen schnelle Verbindungswege, die für sie allein reserviert sind. Wir müssen beispielsweise beim Gehen nicht überlegen, auf welche Weise wir den einen Fuss jetzt anheben müssen, bis zu welchem Winkel wir dann das Knie biegen müssen usw. Keine Rede davon, wir überlegen nur, wohin wir gehen wollen und vielleicht noch wie schnell. Alles andere verläuft weitgehend automatisiert, weil wir es früher lernen und üben konnten, bis der gesamte Bewegungsablauf sich als automatisiertes Programm in unserem Hirn fest verankert hatte.

Diese Reifungsprozesse im Gehirn beschränken sich nicht nur auf das Säuglings- und Kleinkindesalter, sondern sie sind auch später noch nachweisbar. Allerdings nehmen sie während der Kindheit mit fortschreitendem Alter ab und sie dürften etwa mit der Pubertätsentwicklung beendet sein.

Stimulierung und reichliche Gelegenheiten begünstigen die Bewegungsentwicklung

In einem gesunden Familienumfeld wird die Reifung des Gehirns und der Bewegungen im Säuglings- und Kleinkindesalter ständig automatisch stimuliert. Dagegen beeinträchtigt unzureichende Stimulation durch die Umgebung die Ausbildung neuer Nervenzellverknüpfungen. Wenn Kleinkinder zu wenig Gelegenheit bekommen, sich zu bewegen, bleibt die Zunahme der Verschaltungen ungenügend. Bestehende Nervenzellverschaltungen werden bei unzureichender Nutzung sogar teilweise wieder abgebaut. Andererseits ist es möglich, durch Übung und Training Verzögerungen beim Aufbau neuer Verschaltungen bis zu einem gewissen Grad wieder aufzuholen. Manche Tiere sind schon kurz nach der Geburt auf den Beinen. Doch wenn Menschenkinder zur Welt kommen, sind die Neugeborenen eher spärlich mit Nervenzellverschaltungen und schnellen Leitungen ausgerüstet. Umso einflussreicher ist die riesige Zahl potentieller Möglichkeiten zur Formung der Hirnstrukturen und zur Automatisierung wichtiger Bewegungsmuster durch Übung und Training.

Neue Möglichkeiten der Fortbewegung vergrössern den Aktionsradius kleiner Kinder immer mehr. Gleichzeitig werden die Gelegenheiten zur Aneignung neuer Fertigkeiten immer zahlreicher und vielfältiger. Ab Mitte des zweiten Lebensjahres probiert das Kind verschiedene Geh- und Laufformen aus. Hindernisse und Bodenunebenheiten lassen es aber noch oft hinfallen. Bis zum Ende des dritten Lebensjahres kann das Kind bereits hüfthohe Hindernisse überklettern und überspringen, es beginnt auf einem Bein zu hüpfen, dann rhythmisch und mit Fusswechseln zu hüpfen, wie beim Hüpfspiel «Himmel und Hölle». Es steht auf einem Bein und balanciert auf einem Mäuerchen. Das Werfen und Fangen eines Balles geschieht zuerst ausschliesslich durch die Bewegung der Arme. Weil der Körper vorerst noch

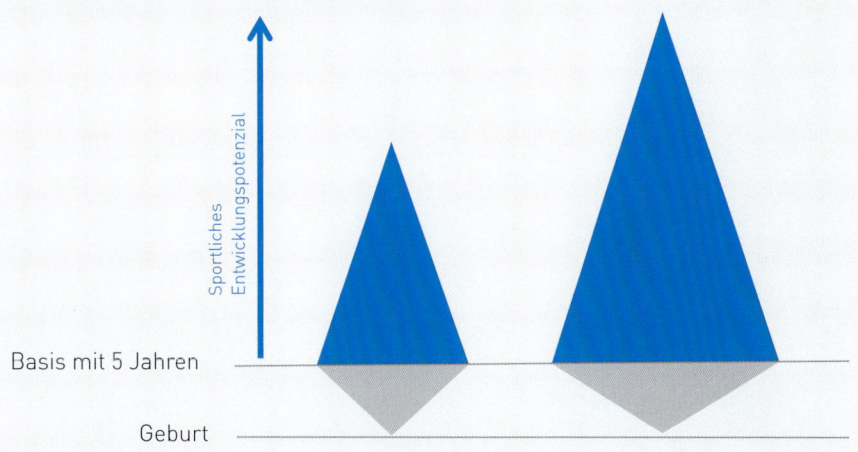

unbeteiligt bleibt, muss der Ball genau in die Arme des Kindes geworfen werfen. Erst im Alter von vier Jahren beginnt sich die komplizierte Koordination mit Einbezug der Flugbahn des Balles, der Arme und des Körpers zu entwickeln. Um das sechste Altersjahr herum ist es meist soweit, dass diese komplexe Koordinationsleistung weitgehend gelingt.

Im Koordinationsfenster erwerben Kinder die Basis für besondere Bewegungsfähigkeiten

Für die Koordination gilt noch mehr als für alle anderen Fähigkeiten: Was Hänschen nicht lernt, lernt Hans nimmermehr. Auch wenn das Sprichwort etwas überspitzt formuliert ist, trifft es den Kern der Sache bezüglich Koordination doch recht gut. Je umfassender und je breiter sich die Koordination während der Kindheit, vor allem im Vorschulalter, entwickeln kann, desto höher liegt auch die später erreichbare Spitze. Oder mit anderen Worten: Je breiter die Basis im Vorschulalter, desto höher die mögliche Spitze später nach der Pubertät.

Man kann auch sagen: Je mehr das Kind im Vorschulalter Gelegenheit hat, sich zu bewegen, und je weiter seine koordinative Entwicklung dadurch fortschreitet, desto sportlicher wird es wahrscheinlich später als Erwachsener. Das bedeutet aber nicht, dass man im Vorschulalter spätere Leistungssportler züchten kann, wenn man sie nur richtig trainiert. Bei kleinen Kindern geht es in erster Linie darum, sie so oft und so viel wie möglich in einem geeigneten Umfeld, zum Beispiel im Wald, frei gewähren zu lassen. Für späteren sportlichen Erfolg spielen noch viele andere Faktoren eine Rolle, wobei die Vererbung wahrscheinlich in besonderem Mass beteiligt ist. Aber das Gewährenlassen in einer günstigen Umgebung ist trotz dieser Einschränkung ein ganz zentraler Punkt für spätere sportliche Erfolge. Allerdings wird nicht jeder ein grosser Fussballer, obwohl viele Kinder davon träumen. Gut entwickelte koordinative Fähigkeiten führen aber allgemein zu mehr Freude an sportlicher Betätigung und dies kommt dem ganzen Körper und der Gesundheit zugute.

Spontane Bewegungserfahrungen ermöglichen statt angeleitete Übungen trainieren

Im Kleinkindesalter werden die Grundlagen für die Bewegungsvielfalt, die Bewegungsflexibilität und die Bewegungsintuition geschaffen. Das bedeutet,

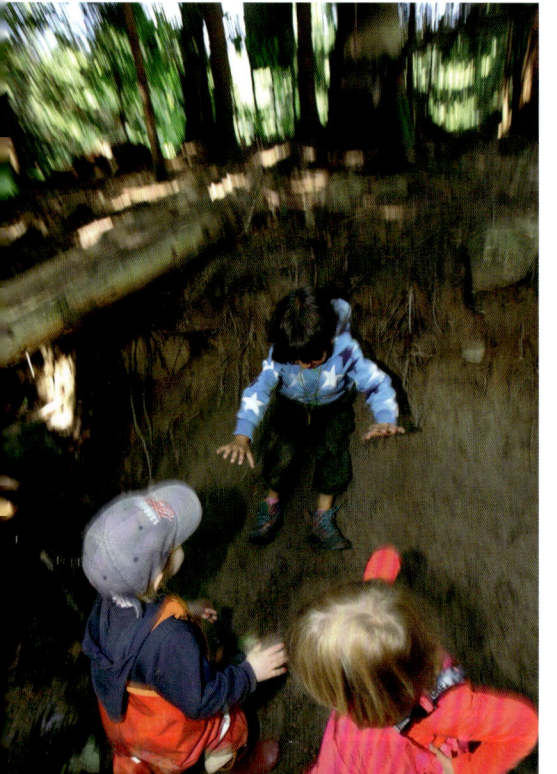

dass Kinder in diesem Alter vielfältige und nicht spezifische Bewegungen lernen sollen. Sie können sehr wohl mit dem Golfschläger spielen, aber einen Abschlag müssen sie noch nicht lernen. Sie sollen ihr Gleichgewicht schulen, indem sie auf weichen und unebenen Unterlagen unterwegs sind, sie sollen lernen, sich im Raum zu bewegen. Kinder machen dies völlig automatisch, sie brauchen nur die Gelegenheit dazu – schon beginnen sie zu klettern, zu schaukeln und zu hüpfen. Sie bewegen sich rhythmisch, sie lernen, mitten im Bewegungsablauf zu reagieren und diesen an Unvorhergesehenes anzupassen, zum Beispiel wenn sie einen Ball hin und her werfen oder seilspringen. Die Bewegungskreativität kann in dieser Altersgruppe besonders einfach gefördert werden. Da Kinder sich meist spielerisch bewegen, oft in Gruppen, braucht es in der Regel wenig Anleitung. Kinder brauchen aber Gelegenheiten, Möglichkeiten und Motivation. Sie brauchen geeignete Räumlichkeiten, Spielplätze, den Wald. Dann lernen Kinder durch ihre spontanen Bewegungen und nicht durch angeleitete Übungen. Dabei erreichen viele bereits ein hohes Leistungsniveau, besonders was die Ausdauerleistung betrifft. Bereits in diesem Alter beginnt die Prävention von Zivilisationskrankheiten. Wer eine gute Ausdauer hat, verfügt über ein gut trainiertes Herz und gesunde Muskeln – beste Voraussetzungen, um Blutfettproblemen, Blutzuckerstörungen und vielem mehr vorzubeugen.

Untersuchungen aus Mitteleuropa bei 5- bis 8-Jährigen zeigen, dass Kinder mit höherer körperlicher Leistungsfähigkeit oft auch kognitiv, also in ihrer Intelligenzentwicklung, besser abschneiden. Es wurde auch gezeigt, dass sich Kindergartenkinder, die an einem Bewegungsprogramm (z. B. Turnen für Mutter und Kind oder Vater und Kind, MuKi- oder VaKi-Turnen) teilnahmen, nicht nur motorisch im Vergleich zu Kindern ohne Bewegungsprogramm besser entwickelten, sondern dass auch ihr Selbstwertgefühl höher war.

Den Aufbau eines breiten Bewegungsspektrums fördern

Bewegungslust kann sich nicht entfalten, wenn der Spielplatz fehlt oder kein Wald in der Nähe ist, wenn also die räumlichen Möglichkeiten für Bewegung und Spiel fehlen. Dann bleibt der Wunsch nach neuen Bewegungserfahrungen unerfüllt und das Kind kann nie gute motorische Fertigkeiten entwickeln. Kinder sollten sich möglichst lange nicht einseitig sportlich betätigen, sondern polysportiv ein grosses Bewegungsspektrum aufbauen.

Beobachten Sie einmal, was Kinder im Wald oder auf dem Spielplatz so alles machen: Sie ziehen sich hoch, stemmen, klimmen, klettern. Sie balancieren, federn, hüpfen. Sie rutschen und gleiten. Sie schaukeln und pendeln rhythmisch. Sie rollen und drehen sich, sie taumeln. Sie springen hoch und springen weit. Sie lassen sich fallen, sie schweben, sie springen hinauf und hinab.

Im Spiel erlernen Kinder komplexe Bewegungsgrundlagen:
- Sie entwickeln ihr Rhythmusgefühl, beispielsweise beim einbeinigen Absprung im Hüpfspiel oder beim Gummi-Twist und beim Seilspringen.

- Sie erlernen Balance und Gleichgewicht, wenn sie beispielsweise auf einem Randstein balancieren, auf einem Strich am Boden gehen oder beim Hahnenkampf auf einem Bein mit verschränkten Armen.
- Sie üben die Orientierung im Raum, z. B. beim Hüpf- oder Ballspiel, beim Raufen oder Klettern im Wald oder auf Spielplatzinstallationen und als Torhüter vor einem Tor. Sie lernen dabei, stets die Kontrolle darüber zu behalten, wo sie und ihre einzelnen Körperteile sich im Raum befinden.
- Sie lernen, auf Personen und Gegenstände zu reagieren, z. B. auf Verfolger beim Fangenspielen oder auf einen zugeworfenen Ball oder auf einen Sturz. Kinder sollten gekoppelt mit Bewegungsaktivitäten (z. B. Ball fangen) ihre Umstellungsfähigkeit trainieren und sich auf verschiedenen Unterlagen zurechtfinden (z. B. auf Sand, Rasen, Waldboden, Asphaltboden, Teerboden).
- Sie üben das Differenzieren und entwickeln dabei z. B. ein differenziertes Ballgefühl, wenn sie auf verschiedene Arten den Ball werfen und fangen lernen, hart oder weich, in die Nähe oder weit, in hohem Bogen oder flach.

Im Kreis von Kindern spielerisch lernen

Kinder, die mit Geschwistern aufwachsen, eignen sich in der Regel eine grössere Bewegungsvielfalt an und werden körperlich leistungsfähiger als Einzelkinder. Dasselbe gilt für Kinder, die in Sportvereinen und am MuKi/VaKi-Turnen teilnehmen. Geben Sie Ihren Sprösslingen die Chance, möglichst viele Stunden mit anderen Kindern zusammen zu sein. Dass Kinder zusammenkommen, geschieht ja meist spontan auf dem Kinderspielplatz, bei den Jüngeren noch etwas zögerlich, bei älteren Kindern und Geschwistern oft ganz automatisch. Da braucht es nicht viel organisatorischen Aufwand. Laden Sie die gleichaltrigen Kinder einer anderen Familie ein, wenn Sie einen Ausflug in den Wald planen. Lassen Sie zu, dass sich die Kinder aneinander messen, dass sie raufen, ihre Stärken ausprobieren, ihre Schwächen zu überwinden versuchen. Auch ein aufgeschürftes Knie, ein schmerzender Po, eine Beule am Kopf oder dreckige Kleider gehören dazu. Es ist ganz klar, dass Kinder ohne Gefahren nichts lernen. Nehmen Sie auch in Kauf, dass Ihr Kind von Zecken gestochen wird, wenn es durch Büsche kriecht. Suchen Sie danach die Haut gründlich ab und entfernen Sie allfällige Zecken. Und wenn das Kind einmal in einen Hundehaufen tritt, ist gründliche Reinigung angesagt und die Sache ist schon wieder erledigt.

Im Wald finden Kinder was sie brauchen
Der Wald ist das ergiebigste Tummelfeld für Kinder, vor allem für Kinder im Vorschulalter. Denn im Wald trainieren Kinder die natürliche Bewegungsvielfalt. Der Wald ist der ideale Ort für das Koordinationsfenster. Wenn sie auf Bäume klettern, über Stämme balancieren, durch Gebüsche kriechen, eignen sich Kinder eine Vielzahl verschiedenster Bewegungsfertigkeiten an. Wenn sie mit Tannzapfen um sich werfen, dürre Äste zerbrechen, durch schmatzenden Lehm waten oder einen Bach stauen, dann betätigen sich Kinder vielfältig. Und wenn sie dann hin und wieder zum Abschluss eines ereignisreichen Tages noch eine Wurst bräteln dürfen, ist das Waldabenteuer perfekt.

Manche Eltern sind skeptisch, wenn der Wald als Spielplatz dienen soll. Die Kinder werden beim Spiel im Wald dreckig, hinter jedem Busch lauern Gefahren und unter jedem Stein verbergen sich Unmengen von Bakterien, lauten die Bedenken. Die Ansicht ist verbreitet, dass das Spiel im Wald für die zarten Geschöpfe, wenn überhaupt, so nur bei schönstem Sommerwetter in Frage kommt. Da bin ich ganz anderer Meinung. Lassen wir einmal die Angst um Leib und Leben der Kleinen und den Wegaufwand beiseite und wenden wir uns den gesundheitlichen Aspekten zu. In dieser Lebensphase ist das Hirn eines Kindes noch voll in Entwicklung. Der Körper ist bereit, die unterschiedlichsten Bewegungen zu erlernen und Fertigkeiten zu entwickeln. Das Kind lernt in der Kindheit für das ganze Leben. Später erweist sich das Erlernte als Vorteil im Hinblick auf das Bewegungsrepertoire. Je breiter und umfangreicher das Repertoire ist, umso intakter sind die Chancen, mit den Bewegungsfähigkeiten gewissermassen an die Spitze der persönlichen Bewegungspyramide zu gelangen, also das persönliche Bewegungspotenzial voll auszuschöpfen.

Es ist nicht nötig, Kinder zu motivieren, wenn sie im Wald spielen dürfen. Die Motivation entsteht von selbst. Zudem haben Kinder beim Spiel im Wald oder auf dem Spielplatz die Gelegenheit, sich mit Spielkameraden der verschiedensten Altersstufen zu messen. Hier lernen die Kleinen von den Grossen den Purzelbaum, das Rad oder gar den Handstand. Sie lernen, sich zu wehren und sich durchzusetzen, sie beobachten einander und probieren alles aus. Wenn Kinder derart vielfältige Erfahrungen sammeln können, machen sie rascher Fortschritte. Sie gewinnen laufend an Selbstvertrauen. Ganz anders geht es Kindern, die von ihren Müttern oder Vätern zu sehr behütet werden. Sie verfügen zwar über die modernsten und neusten Sportgeräte aber nicht über die Fertigkeiten, mit ihnen umzugehen.

Bewegungsmuffel sind für die Kinderbetreuung im Freien ungeeignet

Für erlebnisreiche Aktivitäten im Wald oder am Waldrand braucht es geeignete Aufsichts- und Betreuungspersonen, also Mütter oder Väter, die sich Zeit nehmen. Vielleicht ist auch ein Au-Pair-Mädchen oder eine Nanny verfügbar. Schwierig wird es für Kinder, wenn die Betreuungspersonen Bewegungsmuffel und Stubenhocker sind. Manchmal helfen auch Grosseltern, Onkel oder Tanten, welche gerne einen Waldspaziergang machen. Die Erwachsenen spazieren auf dem Waldweg und die Kinder tollen durch das Unterholz. Doch aus der Sicht der Erwachsenen ist immer auch ein Spielverderber dabei: der Dreck. Kinder werden im Wald unweigerlich dreckig, ohne Dreck geht es nicht!

Vielleicht können Sie sich ein wenig organisieren. Suchen Sie Gleichgesinnte, wechseln Sie sich ab, verschaffen Sie den Kindern möglichst viele Gelegenheiten für möglichst viel Bewegung. Tag für Tag, bei jedem Wetter. Natürlich wird das zu einer Herausforderung für die Eltern und für alle Betreuungspersonen. Aber der Aufwand lohnt sich. Denken Sie daran: Diese intensive Betreuungszeit ist nach wenigen, kurzen Jahren bereits wieder vorbei. Sie selbst werden aber Ihr ganzes Leben an diese bewegte und stressige Zeit mit viel Wehmut zurückdenken.

Bewegungsfreundliche Krippen sind praktisch für berufstätige Eltern

Wenn beide Eltern arbeiten, macht es Sinn, Kinder in eine Krippe und später in einen Hort zu geben. Wenn Sie die Wahl haben, dann achten Sie auf das Bewegungsangebot der verschiedenen Institutionen. Steht ein grosser Spielplatz zur Verfügung? Ist ein Wald in der Nähe, wo sich die Kids austoben können? Gehen Sie schnuppern! Schauen Sie, was die Betreuer während des ganzen Tages mit den Kindern unternehmen. Soviel Bewegung wie möglich sollte dazu gehören. Ich meine, dass Krippen, die Subventionen erhalten, auch in dieser Beziehung kontrolliert werden sollten. Man könnte die Aktivität der Kinder von Zeit zu Zeit während einer Woche messen. Das

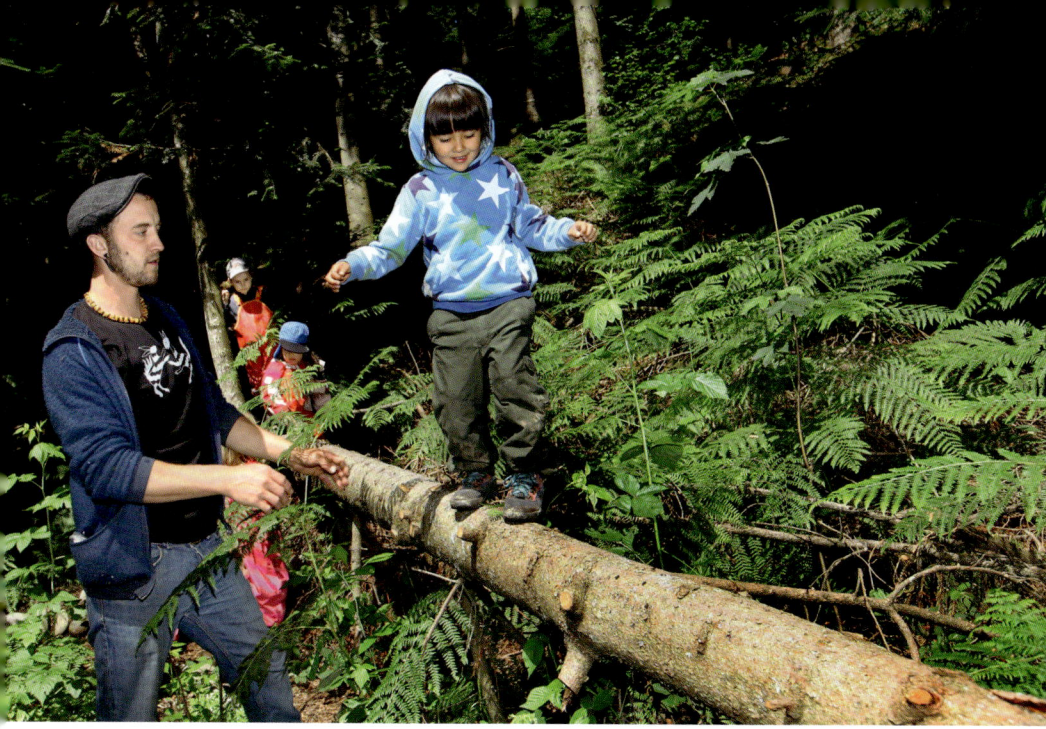

ist heute sehr einfach möglich mit einem kleinen Gerät von der Grösse einer Uhr, das die Kinder auf sich tragen.

Fördern Krippen die Bewegungsentwicklung zu wenig?

Wenn Kinder mit vielen Geschwistern aufwachsen, bewegen sie sich mehr als Einzelkinder. Zum Fangen-, Verstecken- oder Fussballspielen braucht es mehrere Kinder. «Machst du auch mit?» ist ein Weckruf, dem wenige Kinder widerstehen können. Gemeinsame sportliche Betätigung ist in jedem Alter ansteckend, aber bei Kindern noch viel mehr als bei Erwachsenen.
Der kindliche Drang nach Bewegung allein nützt nichts, wenn die äusseren Möglichkeiten nicht gegeben sind: Räume im Haus, Platz um das Haus, draussen ein Spielplatz, der Wald. Raum ist aber heute ein sehr teures Gut. Überdies braucht es motivierte Betreuer, die genügend Zeit haben und sich nicht scheuen hinauszugehen. Aber auch professionelle Betreuung ist ein teures Gut, deshalb weichen manche Krippenbetriebe auf billige Praktikantinnen aus. Weil Raum so teuer ist, werden oft viele Kinder auf relativ wenig Raum untergebracht, was für die Bewegung alles andere als förderlich ist.

Krippen im Grünen, nahe beim Wald oder auf dem Bauernhof wären ideal, doch davon gibt es nur wenige. Singen, Malen, Basteln und Backen ist einfacher und weniger aufwändig. Soll eine Krippe mehr den Eltern oder den Kindern dienen? Sollen Krippen möglichst praktisch erreichbar sein, im Bürogebäude oder in der Nähe? Im Allgemeinen sind Krippen heute oft zu wenig bewegungsfreundlich. Reine pädagogische Betreuung reicht nicht aus, bewegungspädagogische Betreuung ist unumgänglich.

Auf Grund der aktuellen politischen Diskussionen erschienen verschiedentlich Zeitungsartikel über Krippen, die immer mit demselben Fotosujet illustriert waren: eine Gruppe sitzender, bastelnder Kinder, betreut von hoch motivierten «Bastelpädagoginnen». Keiner der Artikel war mit einem Bild illustriert, das beispielsweise Kinder zeigte, welche im Wald spielten. Gaben die Journalisten ein repräsentatives Bild der heutigen Krippen? Wie steht es in den Krippen wirklich mit der körperlichen Aktivität und wie sieht es im Vergleich dazu in den verschiedenen Familien aus? Darüber gibt es keine wissenschaftlichen Untersuchungen. Wir wissen aber, dass die Zeit zwischen der Geburt und dem fünften Geburtstag die wichtigste Zeit für die Entwicklung der koordinativen Fähigkeiten ist. In dieser Zeit steht das Koordinationsfenster, das wichtigste Chancenfenster, weit offen!

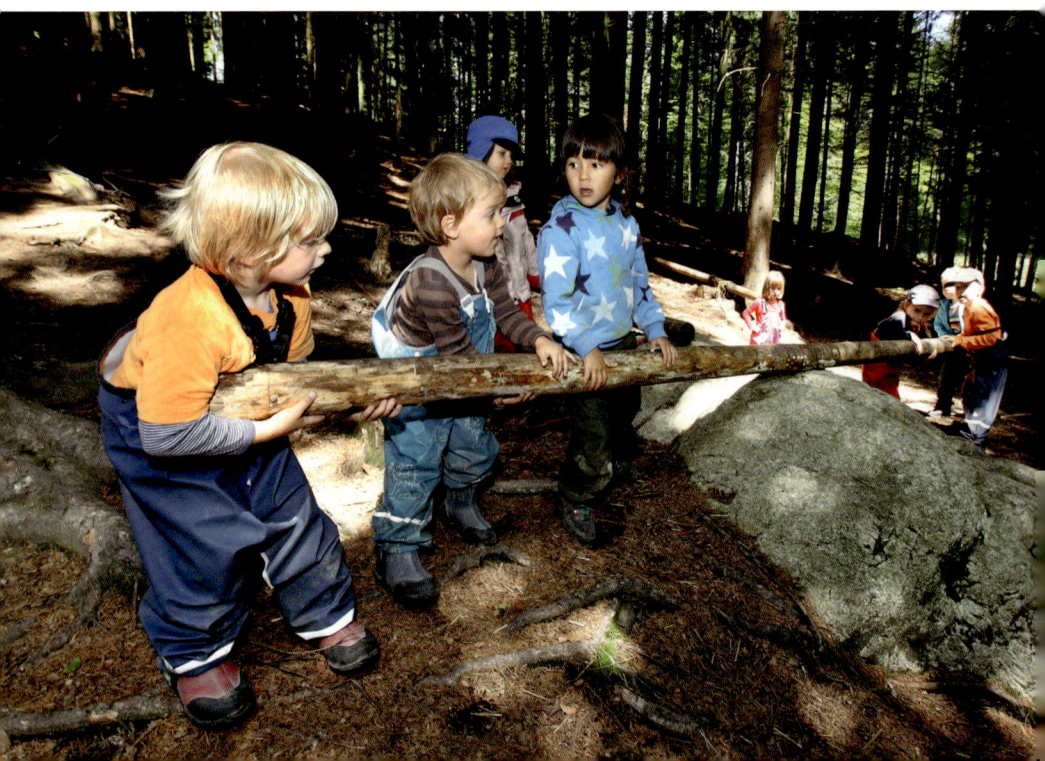

Intelligenzförderung vor Bewegungsförderung?

Wir sollten mehr darüber wissen, was in verschiedenen Familien hinsichtlich der Bewegungsförderung geschieht und wie es im Vergleich dazu in den Krippen aussieht. Hier braucht es mehr Studien. Zudem ist eine adäquate Kontrolle der Krippen nötig. Die Technologie dazu wäre in unserem Institut vorhanden. Eltern wissen meist wenig darüber, was tagsüber mit den Kindern in den Krippen geschieht. Solange man nicht weiss, wie viel sich ein gesundes Kind bewegt oder bewegen soll, können sich die Eltern kein Bild darüber machen, ob ihre Krippe in dieser Hinsicht genügend unternimmt. Und es gibt Krippen, deren Angestellte dazu angehalten werden, den Eltern nicht genaue Auskunft zu geben. Hinzu kommt die Auffassung: «Kinder hüten kann jeder». Dies sagte kürzlich eine Krippenleiterin zu einer Heilpädagogin, als diese ihr vorrechnete, dass ihr Lohn demjenigen einer Putzfrau entspreche. «Kinder hüten und betreuen kann jeder», sagen sich auch viele Eltern, die ihre Kinder in die Krippe geben, sonst würde es ihnen ja noch schwerer fallen, ihr Kind abzugeben.

Zudem besteht für Kinder in der Krippe die Gefahr, dass die Intelligenzförderung gegenüber der Bewegungsförderung bevorzugt wird. Wir erleben zurzeit einen Boom von zweisprachiger oder fremdsprachiger Betreuung. Wie weit die Entwicklung landesweit bereits fortgeschritten ist, lässt sich nur schwer abschätzen. Denn kaum ein Kanton verfügt in Sachen Kinderbetreuung über genaue Statistiken. Für Bildungsfachleute ist aber klar, wer für den Boom verantwortlich ist. An Angeboten, die schon sehr früh Fremdsprachen fördern, sind vor allem Schweizer Eltern mit sehr hohen Bildungserwartungen interessiert. Der Wunsch der Eltern, ihren Kindern die allerbesten Entwicklungschancen zu bieten, konzentriert sich unglücklicherweise fast ausschliesslich auf die Intelligenzentwicklung.

Breite Bewegungskompetenz statt Einengung auf einzelne Sportarten

Entscheidend ist, dass Kinder die Freiheit erhalten, sich zu bewegen, sei es zu Hause, sei es in der Krippe. Das braucht viel Vertrauen in die Kinder und in die Betreuer. Oder «Gottvertrauen», wie meine Grossmutter zu sagen pflegte. Ich kann nicht genug betonen: Je grösser die Bewegungskompetenz eines Kindes ist, desto niedriger ist sein Unfallrisiko!

Vielleicht fragten Sie sich auch schon, wie Sie es anstellen sollen, dass Ihr Kind einmal Tennis spielt wie Roger Federer, Golfbälle drischt wie Tiger

Woods, schnell läuft wie Usain Bolt, Ski fährt wie Lara Gut, segelt wie Jessica Watson oder turnt wie Ariella Kaeslin. Untersuchungen ergaben, dass es wenig bringt, Kinder zu pushen. Drücken Sie Ihrem Zweijährigen keinen Tennisschläger in die Hand, wenn er nicht danach fragt. Es sei denn, Sie verbringen einen Teil Ihrer Freizeit auf dem Tenniscourt und Ihr Sprössling möchte den Erwachsenen nacheifern. Sie können ihm auch einen Golfschläger geben, aber müssen damit rechnen, dass es ihn vielleicht braucht, um im Sandhaufen einen Tunnel zu graben, oder ihn – im schlimmsten Fall – als Schlaginstrument einsetzt. Das könnte gefährlich werden, aber wie gesagt: «Hab Gottvertrauen».

Besser lassen Sie Ihr Kind das machen, was es will. Druck bringt Einseitigkeit. Polysportivität ist unumgänglich, bis über die Primarschulzeit hinaus. Besonders wichtig ist dies bei jungen Kindern. Denken Sie an das «window of opportunity», an die begrenzte Zeit, in der sich das Kind möglichst viele komplexe Bewegungsmuster aneignen sollte, um ein breites Spektrum koordinativer Fähigkeiten zu erlernen. Spielerisch komplexe Bewegungen zu lernen und die Bewegungsabläufe zu automatisieren, ist für Kleinkinder weit besser als möglichst früh das Tennisspiel zu erlernen. Wer beispielsweise das Velofahren oder Schwimmen beherrscht, verlernt es ein Leben lang nicht mehr. Und vergessen Sie nie: Bewegung soll Freude machen und freiwillig sein.

Grundlagen und Anregungen für Fachleute

Bewegungsförderung von Kindern im Vorschulalter

Die Förderung vielfältiger Bewegungen bildet auf allen Altersstufen den Schlüssel zur optimalen motorischen Entwicklung. Nur wer über einen grossen Bewegungsschatz verfügt, kann sich im Alltag oder im Sport optimal an neue unerwartete Situationen anpassen oder neuartige und unbekannte Aufgaben effizient lösen. Hier lege ich dar, was zur Bewegungsförderung im Vorschulalter nötig ist und wie die Förderungsangebote verbessert werden können.

Grundlagen und Anregungen für Fachleute

Entwicklung der Motorik im Vorschulalter

Zu Beginn des Vorschulalters vergrössert das Kind seinen Bewegungsschatz (Pool von Bewegungsstrategien), indem es unterschiedliche Strategien zur Bewältigung motorischer Anforderungen sucht und findet. Damit legt das Kind die Basis der koordinativen Fähigkeiten und baut sie aus. Später folgt dann in einem zweiten Schritt die Perfektionierung der vielfältigen Bewegungsformen und Bewegungsstrategien. Zudem werden die ersten komplexen Bewegungskombinationen ins Repertoire eingebaut.

In diesem Lebensabschnitt kann sich das Kind jedoch nur dann eine Vielzahl von Bewegungsformen und Bewegungsmustern aneignen, wenn das Umfeld dies zulässt. Weil auf dieser Altersstufe die Leistungskomponente noch wenig zur Geltung kommt, bildet noch nicht das gezielte Training, sondern das bewegungsfreundliche Umfeld den richtigen Entwicklungsreiz. Dem Kind soll geholfen werden, es selbst zu tun (Montessori). Es soll Möglichkeiten und Anreize erhalten, um selbst Bewegungsstrategien zu entwickeln und eigene Bewegungserfahrungen zu machen.

Verantwortung der Bezugspersonen im Vorschulalter

Als Hauptbezugspersonen während des ganzen Vorschulalters tragen die Eltern die Hauptverantwortung für die motorische Entwicklung. Sie teilen diese Verantwortung teilweise mit dem Personal von Kinderkrippen. Sowohl zu Hause als auch in der Krippe stellt sich die Frage, wie man ein inaktives Umfeld, das nicht zur Bewegung motiviert, verbessern könnte.

Derzeit vorhandene Trainings- und Förderungsmöglichkeiten

Das Angebot an Fördermassnahmen und Bewegungsmöglichkeiten ist noch sehr beschränkt:

- Neben den Bewegungsmöglichkeiten in Schwimmbädern und Schwimmschulen gibt es polysportive Eltern-Kind-Turnstunden, die von verschiedenen Turnvereinen organisiert werden. Das Angebot ist aber zu wenig flächendeckend. Die Qualität ist sehr unterschiedlich und wird nicht kontrolliert.

Grundlagen und Anregungen für Fachleute

- Privat organisierte Waldspielgruppen stehen nur in kleiner Zahl zur Verfügung. Daneben gibt es viele konventionelle Spielgruppen, die aber nicht primär bewegungsorientiert arbeiten.
- Spielmaterialvermietungen und Bewegungsmöglichkeiten auf Spielplätzen oder Eisfeldern, in Hallen- oder Freibädern sind zwar vorhanden, aber von der Betreuung durch die Eltern abhängig.
- Teilweise werden Elternkurse angeboten, welche die Themen Erziehung und Bewegung anschneiden. Allerdings behandeln diese Kurse nur Teilgebiete der Bewegungsförderung und das Angebot ist meist sehr unübersichtlich.
- In der Schweiz dürfen neuerdings Vereine ein polysportives Training über J&S-Kids organisieren und werden dabei finanziell unterstützt. Dieses Projekt ist aber noch im Aufbau. Es sind noch zu wenig ausgebildete Leiter und Kurse vorhanden, um eine flächendeckende Bewegungsförderung voranzutreiben.

Zukünftig benötigte Trainings- und Förderungsmöglichkeiten

Es fehlen hauptsächlich flächendeckende Möglichkeiten. In vielen Städten ist zwar ein gewisses Angebot vorhanden, das aber aufgrund ungenügender Informationen zu wenig genutzt wird. Wie die Bewegungs- und Bildungsmöglichkeiten verbessert werden können, wird im Folgenden skizziert.

In erster Priorität kurzfristig benötigte Angebote:

- In den Städten und Gemeinden sollte ein ausreichendes Angebot von polysportiven oder bewegungsorientierten Angeboten für 2- bis 5-Jährige bereitgestellt werden. Anzahl und Qualität der Angebote sollten kontrolliert werden. Die Information über die Angebote sollte die ganze Bevölkerung erreichen. Die Angebote sollten für alle Eltern finanzierbar sein.

In zweiter Priorität mittelfristig benötigte Angebote:
- Benötigt werden mehr Waldspielgruppen statt Bastelspielgruppen, mehr Wald- oder Bauernhofkinderkrippen statt reiner Betreuungskinderkrippen. Der Wald ist in diesem Alter die beste, vielseitigste und ganzheitlichste Bewegungsumgebung. Er lässt sich durch kein Turnen ersetzen.
- Finanzielle Anreize für bewegungsorientierte Spielgruppen und Kinderkrippen sollten geschaffen werden im Hinblick auf den erhöhten Betreuungsaufwand, der aufgrund von Sicherheitsaspekten resultiert.
- Die gezielte Ausbildung der Kleinkinderzieherinnen und Kindergärtnerinnen bezüglich des natürlichen Bewegungsraums Wald und der Bewegung allgemein sollte sichergestellt werden.
- Elternkurse sollten lokal und flächendeckend über die Schul- oder Sozialämter angeboten werden, damit sich alle Eltern als Hauptbezugspersonen mit der Bewegungsthematik auseinandersetzen können.
- Es sollten Internet-Plattformen geschaffen werden, in denen sich Eltern treffen und organisieren können, um miteinander selbständig regelmässige Gruppenaktivitäten zu planen und durchzuführen.

In dritter Priorität langfristig benötigte Angebote:
- Sportvereine und Bewegungsinstitutionen, die Aktivitäten für Erwachsene oder Jugendliche anbieten, sollten mindestens ein Angebot im polysportiven Bereich für Eltern und Kinder anbieten müssen, um finanzielle Unterstützung zu erhalten.
- Eltern sollten vermehrt motiviert und ausgebildet werden, damit sie Gruppenkurse anbieten können. Die Eltern sind auf dieser Stufe die Trainer von morgen.
- In der Schweiz sollte das Bundesamt für Sport die J&S-Kids-Förderung schon ab zwei Jahren anbieten, damit die Ausbildungsstandards und die Qualität in den Spielgruppen, Waldspielgruppen und im Eltern-Kind-Turnen angehoben werden können. Eine wirksame Qualitätskontrolle sollte etabliert werden.

Kapitel 3 Kindergarten und erste sechs Schuljahre (Primarschule)

Kraft erzeugt Bewegungslust

Nur zu gerne wüssten wir, warum sich die einen Kinder zu Bewegungsfreunden (Vielbeweger) entwickeln und andere zu Bewegungsmuffeln (Wenigbeweger). Wahrscheinlich trennen sich die Wege schon sehr früh, wie wir bereits im letzten Kapitel gesehen haben. Sicher ist die Bewegungsbasis wichtig, denn wenn sie fehlt, entsteht Frustration. Es ist gut möglich, dass ein Kind aus Frustration zum Bewegungsmuffel wird. Der wiederkehrende Gedanke «ich kann immer alles schlechter als die anderen» provoziert Vermeidungsstrategien. Ein Teufelskreis beginnt, denn noch weniger Übung bedeutet noch weniger Bewegungsgeschicklichkeit, sodass sich das Kind immer weniger zutraut. In diesem Kapitel lege ich dar, wie die Bewegungslust von Schulkindern vor der Pubertät wachsen kann.

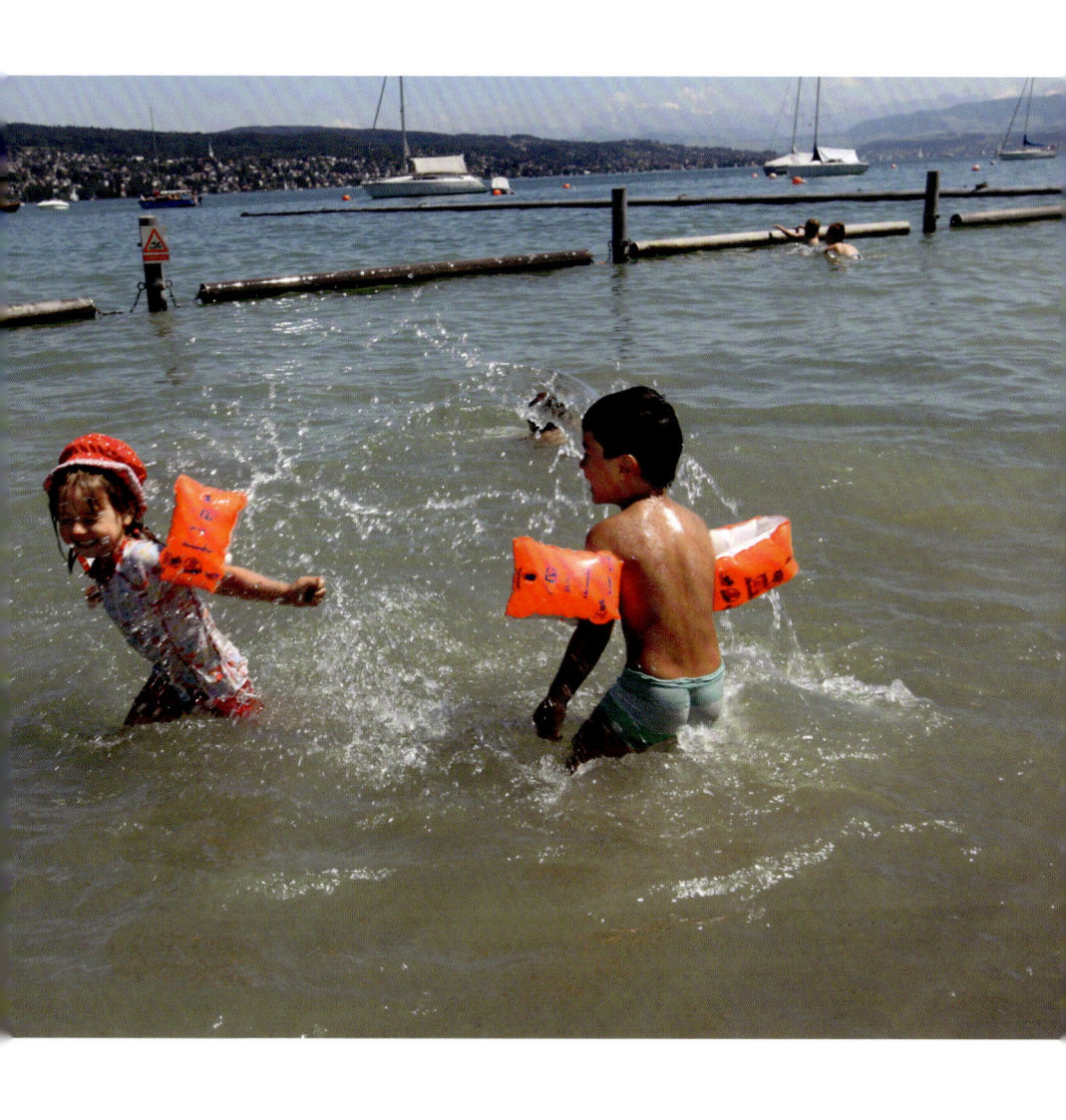

Die Entdeckung des zweiten Chancenfensters

Verschiedene Forschungsresultate der letzten Jahre sprechen dafür, dass die Lust auf Bewegung bei Kindern anders geregelt wird als bei Erwachsenen. Weshalb ist der Sonntagsspaziergang bei Kindern verhasst und bei Erwachsenen sehr beliebt? Kinder haben ein anderes inneres Bewegungsprogramm als die Erwachsenen. Kinder bewegen sich entweder gar nicht, sondern «gamen» oder sitzen vor der «Glotze» – oder sie sind voll Power zu hundert Prozent körperlich aktiv, wie etwa beim Fussballspiel. Erwachsene ziehen dagegen lang dauernde mittlere Belastungen wie Spazieren oder, wenn es etwas sportlicher sein soll, Walken oder Joggen vor. Vielleicht ist Ihnen auch schon aufgefallen, dass Sie als Eltern beispielsweise nach der Rückkehr von einer langen Tour, die Sie zusammen mit ihren Kindern unternommen haben, erschöpft in einen Stuhl sinken, um ein Bier oder eine Cola zu trinken. Ihre Kinder jedoch sind längst wieder draussen auf dem Trampolin oder spielen Fussball.

An unserem Institut PEZZ konnten wir zeigen, dass Muskeltraining bei Kindern etwa zwischen dem neunten Geburtstag und dem Beginn der Pubertätsentwicklung vermehrt spontane Lust auf Bewegung erzeugt. Je härter das Training oder die Sportstunde in der Schule ist, desto grösser ist erstaunlicherweise die Lust, sich auch im weiteren Tagesverlauf in Bewegung zu halten. Wir entdeckten damit ein zweites Chancenfenster (window of opportunity), das Kraftfenster. Weil es nur bis in die Pubertät geöffnet bleibt, können Erwachsene diese Chance nicht mehr ergreifen. Erwachsene bewegen sich nach einem Training entsprechend weniger, sodass die Gesamtaktivität am Ende des Tages wieder ausgeglichen ist und das übliche Ausmass nicht übersteigt. Erwachsene sind ökonomische Wesen. Sie bewegen sich nur so wenig wie möglich, damit sie den Energievorrat für schlechte Zeiten aufheben können. Das ist bei Kindern vor der Pubertät ganz anders. Wir konnten zeigen, dass sich dies genau mit Beginn der Pubertät ändert. Nachdem die Pubertätsentwicklung begonnen hat, nimmt der positiv verstärkende Einfluss des Krafttrainings auf die spontane Aktivität ausserhalb des Trainings, also auf die spontane Bewegungslust, zunehmend ab. Schliesslich verkehrt sich der Effekt des Krafttrainings bei Erwachsenen sogar ins Gegenteil mit dem Resultat, dass die Lust auf Bewegung abnimmt.

Unsere Erfahrungen zeigen, dass das Kraftfenster bei Jungen im Durchschnitt etwa vom 10. bis zum 13. Geburtstag optimal offen steht. Weil die biologische Reifung bei Mädchen im Durchschnitt etwa zwei Jahre früher erfolgt als bei Jungen, nehmen wir an, dass sich auch das Kraftfenster bei Mädchen etwa zwei Jahre früher öffnet und entsprechend auch zwei Jahre früher wieder schliesst verglichen mit den Verhältnissen bei Jungen.

Brauchen Kinder Krafttraining?

Die Chancen des Kraftfensters sollten ohne Wenn und Aber genutzt werden. Das Rezept heisst Muskeltraining für Kinder. Im Prinzip gleicht dieses Muskeltraining dem Krafttraining Erwachsener. Vernünftiges Muskeltraining für Kinder und Jugendliche setzt aber andere Mittel ein als das übliche Krafttraining Erwachsener. Da Kraftmaschinen für Erwachsene von einer Mindestkörpergrösse von 150 cm ausgehen, sind sie für Kinder ungeeignet. Speziell für Kinder konzipierte Kraftmaschinen gibt es in den Trainingszentren noch nicht. Für Erwachsene konstruierte Kraftmaschinen geben ausgewählte, standardisierte Bewegungen vor, damit die Trainierenden nichts falsch machen können. Jeder Benutzer führt genau die Bewegung aus, die der Maschinenbauer geplant hat. Dies schützt nicht nur vor Schäden, sondern macht auch das Training der ausgewählten Muskelgruppe besonders effizient. Zeit und Geld kann gespart werden und im Trainingszentrum wird weniger Personal benötigt.

Aus dieser Perspektive betrachtet ist das Training auf Maschinen effizienter als wenn wir die Hecke vor dem Haus schneiden, den Rasen mähen oder das Holz für den Kamin spalten. Wichtig ist, dass beim Training alle Hauptmuskelgruppen auftrainiert werden, damit es nicht zur Überlastung einzelner Muskelgruppen, die zu wenig oder gar nicht trainiert wurden, kommen kann.

Grosser Betreuungsaufwand beim Muskeltraining für Kinder

Eigentlich ist es schade, dass es keine Trainingszentren mit Kraftmaschinen für Kinder gibt, denn auch Kinder verfügen nicht über unbeschränkt viel Zeit. Zudem reagieren Kinder fasziniert auf solche Maschinen und würden sie sehr gern benutzen. Aber es wäre nicht damit getan, einfach spezielle Kraftmaschinen für Kinder und Jugendliche aufzustellen. Die Kids benötigen viel Überwachung und Kontrolle durch geschultes Personal, da sie weniger auf Müdigkeit und Schmerzen achten. Weil ihre Begeisterung stärker ist als ihre Müdigkeit oder der Schmerz im einen oder anderen Gelenk, muss man Kinder vor sich selber schützen. Indianer kennen keinen Schmerz, weil sie keine Grenzen kennen. Die grenzenlose Begeisterung kann Schäden provozieren, wenn sich beispielsweise Muskelansätze wegen Überbelastung entzünden und langwierige Heilungsverläufe mit lang dauernden Trainingsunterbrüchen drohen. Solche Zwangspausen beeinträchtigen den Trainingszustand, die Kraft, welche die spontane Bewegungslust stimuliert, und letztlich die potentielle Sportlerkarriere insgesamt. Falsches Training kann akute Schäden provozieren, die bis hin zu Muskelabrissen reichen. Auf lange Frist kann falsches Training chronische Gelenkschäden und Arthrose nach sich ziehen.

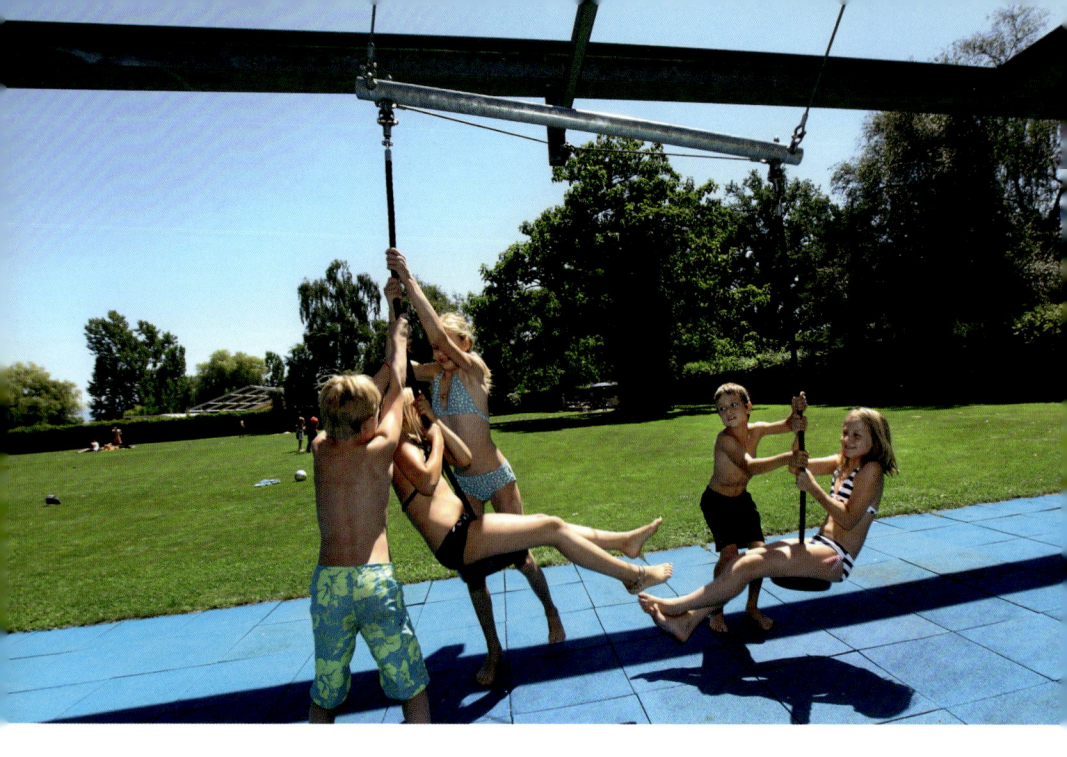

Weil Kinder und Jugendliche viel mehr Trainingsbetreuung benötigen, müssten spezialisierte Zentren mit viel höheren Kosten als bei Erwachsenen rechnen. Deshalb gibt es noch keine solchen Zentren. Für jedes Kind rechnen wir mit jährlichen Kosten von etwa CHF 3500.-. Dazu kommt, dass die erforderlichen Fachleute fehlen, die sich beim wachsenden Skelett auskennen, die mit dem Pubertätswachstumsspurt und seiner Bedeutung für die Muskulatur vertraut sind und die über Kenntnisse der emotionalen Entwicklung von Kindern und Jugendlichen verfügen. Das von unserem Institut PEZZ entwickelte Entwicklungsorientierte Muskeltraining (EOM) berücksichtigt die Trainingsbedürfnisse der verschiedenen Altersstufen. Das EOM wird ausführlich in den Kapiteln 7 und 8 besprochen. Zeit spielt auch für Kinder und Jugendliche eine wichtige Rolle. Bereits ein Training von 45 Minuten EOM pro Woche erreicht wahrscheinlich einen ausreichenden Effekt.

Sport in der Schule und in der Freizeit

Bevor die Kinder in den Kindergarten oder in die Schule eintreten, liegt es hauptsächlich an den betreuenden Müttern und Vätern, für die Erziehung ihrer Kleinen und für abwechslungsreiche Bewegungsangebote zu sorgen. Mit dem Eintritt in den Kindergarten und danach noch ausgeprägter beim Schulanfang beginnt ein neuer Lebensabschnitt, nicht nur für das Kind, sondern auch für Mutter und Vater und für die Familie insgesamt. Zwar ändern sich jetzt die äusseren Spielregeln, die Verantwortungen und der Tagesablauf grundsätzlich, doch die Bewegungsentwicklung geht kontinuierlich weiter.

Im späteren Kindesalter wird Bewegung immer mehr zur sportlichen Betätigung. Neben Turnen und Sport in der Schule kommt auch sportliche Betätigung in der Freizeit zum Zug. Einige Kinder werden sich bereits, teils eher zufällig, teils den Neigungen entsprechend, einem Sportverein anschliessen. Weil Bekannte von mir in der Nähe einer Eisbahn wohnen, war es naheliegend, dass die Mutter mit ihrem Sohn ab und zu die Eisbahn besuchte. Das Bürschchen konnte sich auf dem Eis mit seinen gemieteten Schlittschuhen sehr bald recht sicher fortbewegen – unter den stolzen Augen von Mutter und Vater. Und dann kam es, wie es kommen musste: Der kleine Franco sah, wie auf dem Eisfeld nebenan Junioren eines Clubs mit Helm und coolem Outfit Eishockey trainierten. Zwar waren sie ein paar Jährchen älter als er, aber was soll's. «Mami, geh fragen, ob ich auch in diesem Club mitmachen kann, bitte, bitte, bitte». Da bekanntlich Mütter und Väter fast alles tun, um ihre Kinder glücklich zu machen, ging die Mutter hin und fragte nach. In diesem Moment war ihr noch keineswegs bewusst, dass diese einfache Anfrage ihr späteres Leben tiefgreifend und nachhaltig beeinflussen und bestimmen würde. Franco durfte beim Training mitmachen. Dann folgte eine Trainingswoche während den Ferien und schon war aus der Mutter eine «Hockey Mum» geworden. Damals ahnte sie noch nicht, dass ihr Sohn einige Jahre später ihre Telefonnummer unter der Bezeichnung «Mama Taxi» im Handy speichern würde.

Wir brauchen eine bewegungsfreundliche Pädagogik

Gehen wir zurück zum grossen Moment: Das Kind tritt in den Kindergarten oder in die erste Schulklasse ein. Jetzt wird die Bewegungszukunft zur Glückssache. Bewegungsmuffel oder sportliche Zeitgenossin – wer betreut mein Kind? Die Unterschiede sind gewaltig und nachhaltig. Unser Team fordert seit langem, dass Turnen und Sport auf allen Schulstufen, vor allem auch im Kindergarten, von Spezialisten, also von Turn- und SportlehrerInnen erteilt werden müssen. Bewegung bildet eine besonders wichtige Lebensbasis. Leider ist es aber eine Tatsache, dass Interesse und Engagement für Bewegung und Sport nicht zu den zentralen Kompetenzen gehören, nach welchen Lehrerinnen der Unterstufe und Kindergärtnerinnen für die Ausbildung ausgewählt werden. Viele Gespräche mit Eltern und Kindern geben meinem Team und mir Grund zur Annahme, dass viele Lehrerinnen ohne Sportbefähigung und ohne Lust an Bewegung Sport oder Gymnastik unterrichten. Aber wie sollen Kinder, die von sich aus keine Lust auf Bewegung spüren und die zu Hause nicht entsprechend gefördert werden, in Bewegung gebracht werden, wenn nicht durch motivierende Lehrerinnen in Kindergarten und Schule? Die übrigen, bewegungsfreudigen Kinder werden ihren Bewegungsweg schon spontan finden.

Weil die bewegte Schule keine Lobby hat, wird sich das in Zukunft kaum ändern. Oft kommt es vor, dass einer Klasse zur Strafe die Turnstunde gestrichen wird oder dass beispielsweise der Frühfranzösisch-Unterricht der Bewegungsstunde vorgezogen wird. Hauptsächlich gilt es, die Lernziele einzuhalten, so die Begründung. Viele Leute glauben immer noch, gute Schulnoten seien für den Erfolg im Leben viel wichtiger als gute Beweglichkeit. Diese beiden Aspekte des Schulalltags stellen aber keineswegs einen Gegensatz dar. Beide sind gleich wichtig und unterstützen sich gegenseitig.

Bewegung fördert schulische Leistungen

Zudem ist es einfacher, eine Klasse mit Frühfranzösisch-Vokabeln zu beschäftigen, als in der Turnhalle ein spannendes Bewegungsprogramm aufzubauen. Es könnte auch Angst vor Verletzungen mit im Spiel sein. Was könnte geschehen, wenn sich ein Kind mit ungestümem Bewegungsdrang in der Turnhalle wehtut und die Eltern danach einen Anwalt einschalten? Oder wenn sie mit einer Sammelklage drohen? Man darf auch die Tatsache nicht vergessen, dass es Eltern gibt, die aus Schule und Sport ein Gegensatzpaar machen und lieber ein bewegungsfaules Kind im Gymnasium sehen, als ein intensiv bewegtes Kind in einer Schreinerlehre. Aber neuere wissenschaftliche Resultate zeigen, dass mehr Bewegung in der Schule auch zu besseren Schulresultaten führen kann.

Politikerinnen und Politiker sollten den Mut haben, das Schulkonzept zu ändern. Warum denn nicht zu jeder Turnhalle die nötige Anzahl SportlehrerInnen einstellen? Das wäre naheliegend, werden doch für die Lehrschwimmbecken in den Schulhäusern auch Fachkräfte verpflichtet. SchwimmlehrerInnen sind flexibel einsetzbar und betreuen Schulklassen in verschiedenen Schulhäusern. Analog könnten auch SportlehrerInnen eingesetzt werden.

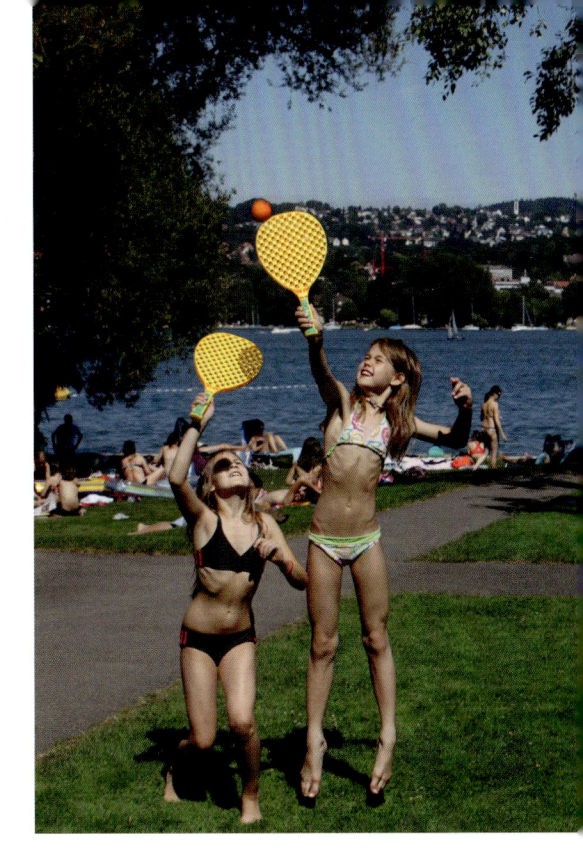

Statt viele Sportgeräte zu finanzieren, könnten sich die Schulgemeinden mehr SportlehrerInnen leisten. Daran sollte auch den Eltern gelegen sein. Zudem müsste die Anzahl Bewegungsstunden im Schulprogramm zwingend vorgeschrieben sein. Dabei müssten neue Konzepte mit klugen Ideen konsequent und mutig umgesetzt werden. Bis die Idee der «Turnhalle mit Bewegungspädagogen» umgesetzt wird und funktioniert, wird wohl noch viel Zeit verstreichen – und werden wohl noch Tausende von Turnstunden ausfallen.

Vereine und Clubs können in die Lücke springen

Sportvereine und Sportclubs erfüllen zunehmend wichtigere Aufgaben. Es gibt eine breite Palette von Vereinen, darunter viele Turnvereine, welche bereits Junioren ab vier bis fünf Jahren aufnehmen. Überdies finden zahlreiche Kurse statt. Das Kind kann sich für Eiskunstlauf, Ballett, Karate, Judo, Aikido und vieles mehr entscheiden. Bei den grossen, führenden Sportclubs

(z. B. Fussball-, Eishockey-, Handball-, Tennisclubs) ist das Angebot dagegen beschränkt und es bestehen Wartelisten. Die grossen Clubs verstehen sich speziell auch als Talentschmieden und weniger als Sammelbecken für eine polysportive Breitenbewegung. Zum Glück gibt es überall sehr viele kleinere Clubs, so dass jedes Kind einen Platz finden kann, auch wenn es sich manchmal nicht um den Traumclub handelt.

Nicht alle Vereine weisen bei den Junioren dasselbe professionelle Niveau auf, was trainingstechnische Belange und das psychologische Fingerspitzengefühl betrifft. Unsere Erfahrung zeigt aber auch, dass dies nicht vom Renommee der ersten Mannschaft des Clubs abhängig ist. Viele junge Talente verlassen die Clubs wieder, sodass die Frage berechtigt ist, ob die Betreuung in den Sportclubs nicht mancherorts verbessert werden könnte. Bei weitem nicht alle jungen Sportler, die aus Clubs wieder austreten, geben auf, weil ihnen die Sportart nicht liegt. Unter anderem ist die Beziehung zum Trainer von grosser Bedeutung.

Ausser Sport gibt es auch noch die Pfadfinder und andere ähnliche Bewegungen. Die beteiligten Jungen und Mädchen kennen sich im Wald bestens aus. Sie pflegen Kameradschaft, halten ethische Werte hoch, die Kids werden zu vielerlei Bewegungsformen motiviert. Den «Schützlingen» wird eine gefahrlose Abwechslung zum Elternhaus ermöglicht. Für Autonomie, Abenteuer und ein aktives Sozialleben ist gesorgt. Eigentlich ideale Organisationen für «unbewegte» Kinder, obschon sie in Zeiten von Playstation und Dauer-TV-Berieselung an Attraktivität verloren haben. Erkundigen Sie sich, wo sich in Ihrer Nähe der nächste Treffpunkt befindet. Die Erfahrung zeigt, dass Leiter der Pfadfinder und ähnlicher Bewegungen in der Regel hoch motiviert und sehr engagiert sind und dass sie oft in Kursen auch in sportlichen Belangen gut ausgebildet wurden.

Wichtig ist, dass Kinder ihre eigene Sportart entdecken können. Die Eltern können bei der Meinungsbildung beratend mitwirken, aber die Wahl muss vom Kind selbst getroffen werden. Sport bedeutet Freude – ohne Freude ist Sport sinnlos. Man kann kein Kind erfolgreich zu einem Sport zwingen. Es braucht die Entdeckungsfreude des Kindes selbst, seine Kreativität und auch seine Fantasie. Das Kind malt sich vielleicht aus, ein berühmter Stürmer bei Real Madrid zu werden. Das ist wichtig, denn Vorbilder spornen an und helfen dabei, harte Trainings mit Freude zu überstehen und Leistungstäler zu überwinden. Lassen Sie den Kindern diese Grössenfantasien, denn sie sind wichtig und normal. Aber machen Sie sich die Fantasien nicht zu eigen. Es gibt in der Schweiz über 100 000 Fussballjunioren und etwa 20 000 Eishockeyjunioren, doch die wenigsten davon werden letztlich internationale Stars. Die Chance, dass es gerade Ihr Kind trifft, ist also recht gering, doch immerhin grösser, als im Lotto eine Sechs zu treffen.

Polysportivität als Grundlage für Spitzenleistungen

Manche Spitzensportler betonen im Rückblick auf ihre Kindheit, wie viel sie von polysportiven Aktivitäten profitiert haben. Ein Beispiel ist die Spitzenskifahrerin Dominique Gisin. Ihre sportbegeisterten Eltern sind beide ausgebildete Sportlehrer. Sie ermöglichen es ihrer Tochter, schon im zarten Kindesalter die verschiedensten Sportarten auszuprobieren. Bereits mit zehn Monaten machte das Kind die ersten Schritte und mit anderthalb Jahren fuhr es schon Ski. Nur logisch, dass die Freizeit des Mädchens immer von sportlichen Aktivitäten geprägt war.

Bereits als Jugendliche entwickelte die Sportlerin einen natürlichen Ehrgeiz. In einem Interview mit dem Schweizer Fernsehen erzählt sie: «Ich führte schon mit zehn, elf Jahren Trainingstagebücher. Notierte realistische Wochenziele, plante die Freizeit akribisch. Ich fuhr ja nicht nur Ski sondern machte auch andere sportliche Dinge, zum Beispiel Ballett.» Sie führte die Trainings ganz konsequent durch: «Als ich Einrad fahren lernen wollte, ging ich ganz planmässig vor. Ich nahm mir vor, mich bei jeder Fahrt entlang einer Mauer weniger oft abzustützen. Zuerst 20 Mal, dann 18, dann 15 Mal und so weiter. Nach zwei, drei Tagen musste ich mich nicht mehr abstützen. Nach dem gleichen System lernte ich anschliessend rückwärts zu fahren.»

Die Freude am Sport und an der Bewegung spielte eine grosse Rolle in Dominiques Kindheit: «Aber ich machte nicht alles gern. Ausdauersportarten sind beispielsweise nichts für mich. Schon mit zehn Jahren ging ich nicht gerne joggen. Aber ich wusste, dass ich nur mit einer guten Kondition im Winter schneller Skifahren kann. Und drum absolvierte ich mein Pensum konsequent und ohne Murren.»

Ein anderes Beispiel ist Sergei Aschwanden, der Judo-Bronze-Medaillengewinner von Peking (2008), der sich als Bub auf vielen Sportplätzen tummelte. «Ich musste mich bewegen und zwar Tag für Tag. Egal ob das nun Judo war, Ballett, Fussball oder Leichtathletik – Hauptsache Bewegung», sagt der Spitzensportler in einem Interview mit dem Schweizer Fernsehen. Zwar begann er bereits mit acht Jahren Judo zu trainieren, aber seine Eltern legten Wert darauf, dass sich der Junge polysportiv betätigte. Ihnen war bewusst, dass man nur in einer polysportiven Erziehung komplexe Bewegungen lernen kann. Dazu muss das Hirn viele Vernetzungen einrichten, was ihm vor der Pubertät wesentlich leichter fällt als später. Der Judo-Meister sei als Jugendlicher einfach ein Wildwuchs gewesen, der seine überschüssige Energie auch gerne einmal in der Schule ausliess, schreibt das Heft «Swiss Sport». «Irgendwann hatte meine Mutter die Nase voll und schickte mich ins Judo», wird Aschwanden zitiert. Dieser Sport gefiel ihm im ersten Jahr überhaupt nicht und er wollte gleich wieder aufhören. Das liess seine Mutter aber nicht zu. Sie merkte, dass Judo allein zu wenig war, um den Power ihres Buben zu bändigen. So kam es, dass Aschwanden bis zu seinem 15. Lebensjahr wöchentlich das Judotraining besuchte, im Leichathletikclub anzutreffen war und mit dem Fussballverein trainierte. Und weil der Junge fasziniert war von den tänzerischen Fähigkeiten seiner Schwester, kamen noch jede Woche Ballettstunden dazu. Mit 15 Jahren entschied sich Sergei dann fürs Judo: «Für die Leichtathletik war ich körperlich zu spät entwickelt, und Judo gefiel mir besser als Fussball, obwohl ich auch ein guter Kicker war», sagt Aschwanden im Interview mit «Swiss Sport». Er habe Sport im Allgemeinen sehr gern und profitiere immer noch von den Ballettstunden: «Die dort gelernte Körperbeherrschung kann ich im Judo gut einsetzen.»

Auf der soliden Bewegungsgrundlage aufbauen

Nehmen wir an, dass Sie es geschafft haben, Ihr Kind in Bewegung zu halten. Beim Übertritt in die Oberstufe oder ins Gymnasium hat es bereits eine breite polysportive Entwicklung hinter sich und verfügt über eine solide Bewegungsgrundlage. Jetzt kann es an der Pyramide bauen und die Bewegung weiterentwickeln. Dies bedeutet nun, an der Leistungskomponente zu arbeiten. Im Alter von 12 bis 13 Jahren sollten bewegte Jugendliche ihre Kraft, ihre Schnelligkeit, ihre Reaktion, ihre Kondition und auch ihre Koordination weiterentwickeln. Doch dazu braucht es Anleitung, sei es von ausgebildeten Sportfachkräften an der Schule, von motivierten Leitern in einem Verein oder von engagierten Trainern in einem Sportclub. Mehr dazu erfahren Sie im nächsten Kapitel.

Forschungsresultate für Fachleute

Regulation der Bewegungslust bei Kindern

In den letzten Jahrzehnten hat die körperliche Aktivität von Kindern und Erwachsenen deutlich abgenommen. Verminderte körperliche Aktivität spielt bei vielen Zivilisationskrankheiten eine wichtige ursächliche Rolle. Es ist deshalb eine vordringliche Aufgabe, die Regulation der Bewegungslust wissenschaftlich zu erforschen. Unsere Forschungsgruppe am PEZZ hat dazu international anerkannte Forschungsarbeit geleistet.

Muskeltraining steigert die Bewegungslust bei Kindern mit Prader-Willi-Syndrom

Zuerst testeten wir ein gezieltes Waden-Muskeltraining bei 17 Kindern und Jugendlichen mit Prader-Willi-Syndrom (PWS) und bei 18 gesunden Kontrollen. Kinder mit dieser Störung sind für ihre äusserst geringe Bewegungslust bekannt. Sie bewegen sich im Durchschnitt weniger als halb so viel verglichen mit gleichaltrigen gesunden Kindern und ihre spontane körperliche Aktivität ist unabhängig von möglichem Übergewicht massiv verringert. Das kurze Krafttraining nahm täglich lediglich vier Minuten in Anspruch und wurde während drei Monaten durchgeführt. Mit dem Muskeltraining konnte erreicht werden, dass die Bewegungslust deutlich zunahm. Das Training bewirkte, dass die spontane Gehdistanz, während drei Tagen mittels Pedometer gemessen, signifikant von 11,1 km (vor dem Training) auf 17,4 km (nach dreimonatigem Training) zunahm.

Referenz: Eiholzer U et al. Improving body composition and physical activity in Prader-Willi syndrome. J Pediatr 2003; 142: 73-78.

Forschungsresultate für Fachleute

Intensiver trainierende Eishockey-Junioren zeigen mehr Bewegungslust

Bei 66 gesunden Eishockey-Junioren im Alter zwischen 5 und 15 Jahren setzten wir unsere Forschungsarbeiten fort. Im Unterschied zu den sehr gering aktiven Kindern mit PWS verfügen Kinder, die in einem Eishockey-Club trainieren, über besonders viel Bewegungsfreude. Wir stellten fest, dass intensiveres Training bei Jungen vor der Pubertät mit signifikant mehr Bewegungslust auch ausserhalb des Trainings gekoppelt war (mehr und intensivere Spontanaktivität).

Referenz: Eiholzer U et al. Association between short sleeping hours and physical activity in boys playing ice hockey. J Pediatr 2008; 153: 640-645.

Intervention mit intensivem Muskeltrainingsprogramm steigert bei Eishockey-Junioren die Bewegungslust

Nun testeten wir in einer prospektiven, randomisierten, kontrollierten Interventionsstudie unsere Hypothese, dass ein unter Anleitung durchgeführtes intensives Muskeltraining die Bewegungslust von gesunden, sportbegeisterten Jungen zu Beginn der Pubertät auch über die Trainingszeiten hinaus stimulieren kann. Zwei Junioren-Eishockeymannschaften, die zu demselben Hockey-Club gehörten und die gleichen Trainings- und Ernährungsrichtlinien beachteten, wurden randomisiert der Interventionsgruppe (Mannschaft GCK Lions, 25 Jungen im Alter von durchschnittlich 13,4 Jahren) oder der Kontrollgruppe (ZSC Lions, 21 Jungen im Alter von durchschnittlich 13,2 Jahren) zugeteilt. Als Intervention wurde während zwei der wöchentlich neun Trainingsstunden während insgesamt zwölf Wochen ein altersadaptiertes Krafttraining aller Hauptmuskelgruppen durchgeführt. Beide Teams trainierten also gesamthaft gesehen gleich viel.

Vor Beginn der Intervention sowie nach Beendigung des Spezialtrainings (Monat 4) und nochmals acht Monate später (Monat 12) wurde die spontane körperliche Aktivität als Ausdruck der Bewegungslust mit einem 3-axialen Accelerometer gemessen, der jeweils während sieben Tagen am Körper getragen wurde. Aus dem Energieverbrauch, der ausserhalb der Trainings- und Schlafperioden in Kilokalorien gemessen wurde, konnte die Intensität der spontanen Aktivität berechnet werden, indem die Kilokalorienzahl durch die entsprechende Zeit (in Minuten) dividiert wurde. Analog konnte auch die Trainingsintensität in Kilokalorien pro Minute errechnet werden.

Die Intensität der Spontanaktivität, gemessen am Energieverbrauch pro Minute, erreichte in der Interventionsgruppe am Ende der Spezialtrainingsperiode im Durchschnitt um 25,5% höhere Werte. Auch acht Monate später lagen die Werte noch durchschnittlich um 13,5% über den Ausgangswerten. Die dadurch dokumentierte Zunahme der Bewegungslust war im Vergleich zur Kontrollgruppe signifikant. Sie war nach Beendigung der Spezialtrainingsperiode um 25%, nach weiteren acht Monaten um 12,5% höher als in der Kontrollgruppe, in der keine signifikanten Änderungen der Bewegungslust festzustellen waren.

Referenz: Eiholzer U et al. High-intensity training increases spontaneous physical activity in children: a randomized controlled study. J Pediatr 2010; 156: 242-246.

Entwicklungsorientiertes Muskeltraining steigert die Bewegungslust bei Schulkindern

Das Entwicklungsorientierte Muskeltraining (EOM) wurde vom PEZZ entwickelt, damit Krafttraining im Rahmen des Schulturnens effizient und sicher durchführbar wird. In Rahmen der Zolliker Studie untersuchten wir bei 110 Schülerinnen und Schülern den Einfluss des gezielten Muskeltrainings auf die Spontanaktivität. Um die grosse Zahl von Kindern effizient und methodisch korrekt untersuchen zu können, konstruierten wir eine fahrende Forschungsstation: das Bewegungsmobil.

Zwischen Herbst 2008 und Sommer 2009 nahmen 110 Mädchen und Jungen aus sechs Schulklassen von Zollikon bei Zürich während vier Monaten je zur Hälfte entweder am PEZZ-Turnen (EOM) oder am normalen Schulturnen teil. Mehr als 35 Variablen wurden jeweils dreimal gemessen, sodass insgesamt über 10 000 Messresultate gewonnen wurden. Wie bereits bei den wenig aktiven Kindern mit Prader-Willi-Syndrom und bei den überdurchschnittlich aktiven Eishockey-Junioren gelang es uns, auch bei den untersuchten Schulkindern ohne Aktivitätsauffälligkeiten zu zeigen, dass gezieltes Muskeltraining die Bewegungslust signifikant steigert. Bisher

Forschungsresultate für Fachleute

konnten wir die Zunahme der Bewegungslust nur bei Jungen, aber nicht bei Mädchen nachweisen. Möglicherweise hängt dies damit zusammen, dass bei den meisten Mädchen – anders als bei ihren Mitschülern – die Pubertät bereits begonnen hatte. Aber auch die Mädchen entwickelten durch EOM im Vergleich zu Schülerinnen, die am normalen Turnunterricht teilnahmen, deutlich mehr Kraft.

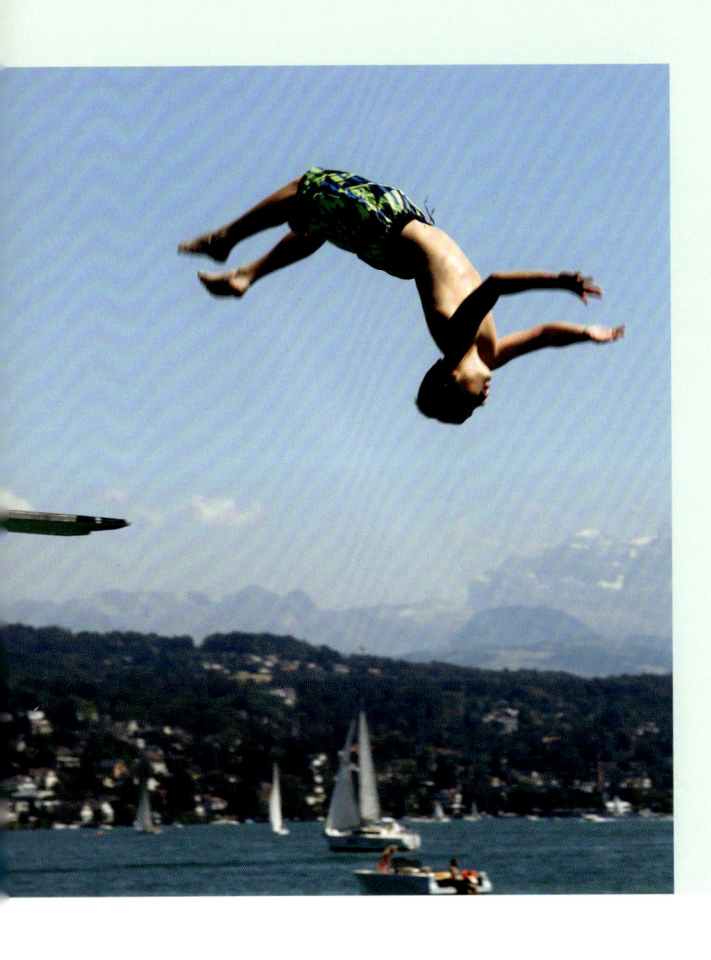

Grundlagen und Anregungen für Fachleute

Bewegungsförderung von Kindern im Alter von sechs bis zwölf Jahren (Primarschulalter)

Entwicklung der Motorik im Primarschulalter

Die Zeit zwischen Anfang Kindergarten und Anfang Sekundarschule kann als das goldene Lernalter bezeichnet werden. In diesem Alter machen die Kinder sehr schnelle Fortschritte in ihrer motorischen Entwicklung. Sie reagieren auf neue Reize und können sich, bei vorhandener koordinativer Grundbasis aus ihrem Bewegungsschatz, neue Bewegungsmuster sehr schnell aneignen. Das Bewegungslernen ist in diesem Alter sehr effizient und die motorischen Fähigkeiten können optimal gefördert werden. Auch die Leistungskomponenten Kraft, Ausdauer und Beweglichkeit werden wichtiger. Sie können und dürfen auch schon gezielt trainiert werden. Allerdings sollten Umfang und Intensität des Trainings immer dem individuellen Leistungsstand angepasst werden. Der Schwerpunkt liegt noch immer bei umfassender, vielseitiger Bewegung, welche Spass und Freude bereitet.
Die Ganzkörperkoordination wird vor allem im Bereich Kraft sehr wichtig. Krafttraining sollte spätestens jetzt begonnen werden, damit die koordinative Seite der Kraftübungen schon gefestigt ist, bevor die Pubertät einsetzt. Sobald die Pubertätsentwicklung einsetzt und der Wachstumsspurt beginnt, kann bereits effizient und leistungsorientiert trainiert werden.

Verantwortung der Bezugspersonen im Kindergarten- und Primarschulalter

Sobald Kinder den Kindergarten und die Schule besuchen, verbringen sie einen grossen Teil der Tageszeit in einer betreuten Gruppe. Die Verantwortung für die Bewegungsförderung liegt also nicht mehr nur bei den Eltern, sondern zum grössten Teil bei Kindergärtnerinnen, Lehrern, Vereinstrainern und anderen Betreuungspersonen. Zusätzlich werden die Kinder bereits durch Gleichaltrige beeinflusst und gefördert.

Grundlagen und Anregungen für Fachleute

Derzeit vorhandene Trainings- und Förderungsmöglichkeiten

Im Vergleich zum Vorschulalter ist das Angebot viel grösser. Neben der Schule tragen vor allem Sportvereine zum reichhaltigen Angebot bei:

- In der Schweiz haben die Kinder im Kindergarten meist zwei Lektionen Sport pro Woche, welche von der Kindergärtnerin geleitet werden.
- Auf Primarschulstufe haben die Schüler in der Regel drei, manchmal auch nur zwei Lektionen Sport, welche entweder an zwei (eine Doppellektion) oder an drei Tagen stattfinden und durch den Primarlehrer geleitet werden.
- Als Kuriosum sind die beiden Programme Talent-Eye und Movimiento in der Stadt Zürich anzusehen. Im Rahmen des freiwilligen Schulsports dürfen im Programm Talent-Eye motorisch Hochbegabte (die 70 «besten» Zürcher Schüler) und im Programm Movimiento unterdurchschnittlich Begabte (die 100 «schlechtesten» Zürcher Schülerinnen und Schüler) zwei Trainings pro Woche besuchen. Die «besten» und «schlechtesten» werden durch Reihenuntersuchungen im Alter von sieben Jahren ausgewählt.
- In einigen Schulen werden verschiedene Sportarten als freiwilliger Schulsport angeboten. Insgesamt sind solche Angebote auf dieser Altersstufe sehr selten.
- Sportvereine bieten zumindest in den Städten meist flächendeckend in ihrer jeweiligen Sportart ein bis vier Trainings pro Woche an. Zum Teil sind nicht genügend Plätze verfügbar. Beispielsweise im Kinderfussball gibt es vielerorts Wartelisten.
- Das Angebot an polysportiven Sportmöglichkeiten ist schmal.
- In den Ferien stehen vielerorts, aber nur in Grossstädten, spezielle Angebote zur Verfügung. Diese werden meist von Privaten oder Vereinen organisiert und sind zeitlich beschränkt. Information und Werbung erfolgen über Broschüren, welche in Schulen oder an Haushalte verteilt werden.
- In der Schweiz besteht das Förderprojekt «Schule.bewegt». Bewegung soll auf freiwilliger Basis in den normalen Schulunterricht eingebaut werden. Material und Ideen werden zur Verfügung gestellt. Allerdings nutzen nur fünf Prozent aller Schulklassen das Angebot.

- In der Schweiz hat das Bundesamt für Sport das Projekt Qims.ch lanciert. Mit diesem Projekt soll die Qualität im Sportunterricht verbessert werden. Ziel wäre es, die schlecht ausgebildeten Primarlehrer mit Material, Ideen und ganzen Lektionsvorbereitungen zu unterstützen. Bis anhin kommt das Projekt aber nur sehr schleppend voran, da viele Primarlehrkräfte nicht über das Projekt informiert sind. Leider sind Primarlehrerinnen nur selten für Sport motiviert und männliche Kollegen gibt es auf Primarschulstufe nur wenige.

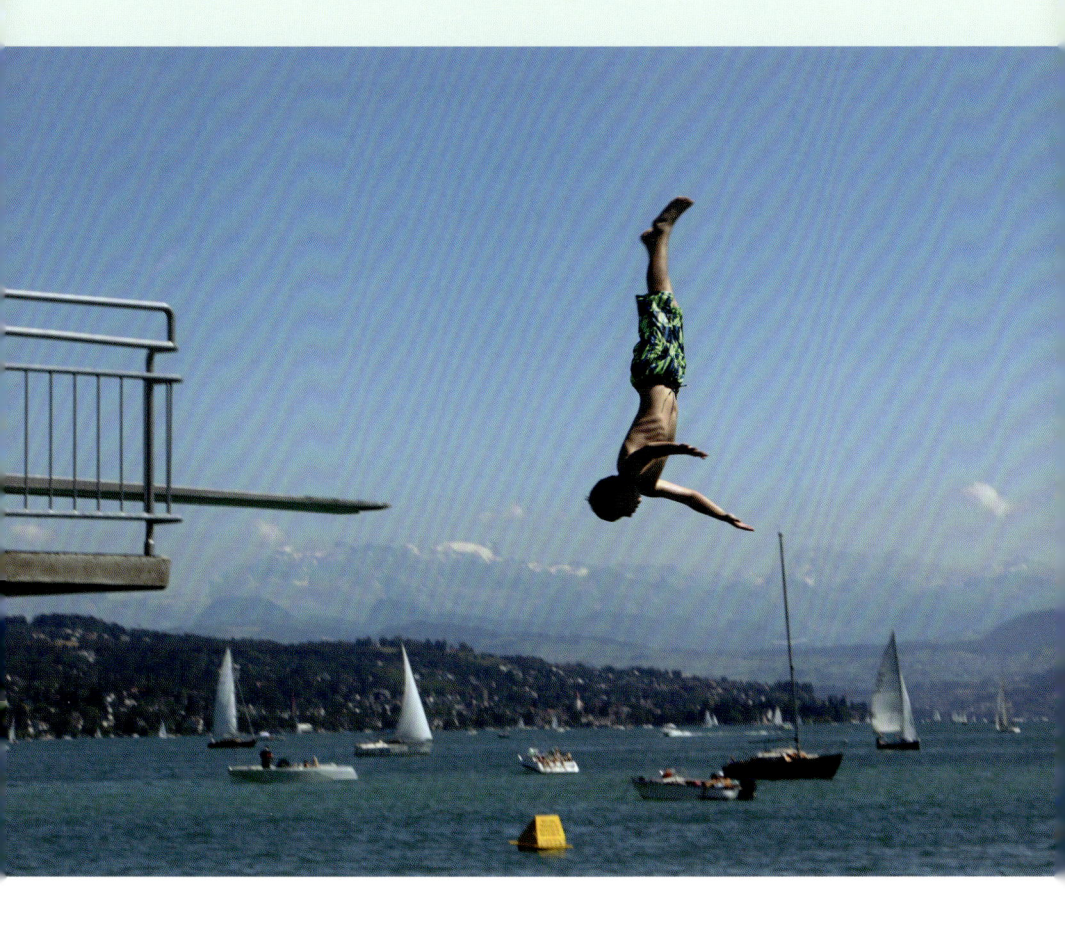

Grundlagen und Anregungen für Fachleute

Zukünftig benötigte Trainings- und Förderungsmöglichkeiten

In erster Priorität kurzfristig benötigte Angebote:
- Freiwilliger Schulsport sollte gefördert werden. Man sollte freiwilligen Schulsport als sinnvolle Betreuungsform in die Schulen einfliessen lassen.
- Schulen und Vereine sollten obligatorisch polysportive Kurse anbieten müssen.
- Die Zusammenarbeit zwischen Schulen und regionalen Vereinen sollte intensiviert werden. Nach der Schule oder über Mittag könnten Vereinstrainer den freiwilligen Schulsport leiten.
- Talent-Eye und ähnliche Initiativen sollten allen Schülern auf freiwilliger Basis und kostenlos in verschiedenen Leistungsgruppen zugänglich gemacht werden, wie dies beispielsweise in Australien der Fall ist (nationales AASC-Programm = Active After School Communities). Wichtig ist, dass ein polysportives Training angeboten wird.
- Initiativen wie «Schule.bewegt» sollten obligatorisch und landesweit eingeführt werden. In der Regel scheitern solche Initiativen nicht an fehlendem Interesse der Schülerinnen und Schüler, sondern am Desinteresse der Schulen, die sich vor zu grossem Aufwand fürchten. Den Schulen muss der pädagogische Vorteil eines bewegten Unterrichts klar gemacht werden.
- Es braucht mehr bewegungsfreundliche Pausenplätze mit einer Vielzahl an Bewegungsmöglichkeiten.

In zweiter Priorität mittelfristig benötigte Angebote:
- Alle Sportlektionen sollten ausschliesslich durch Fachlehrer, also ausgebildete Sportlehrerinnen und Sportlehrer, erteilt werden. Sie verfügen in der Regel nicht nur über ihr Fachwissen, sondern auch über eine höhere Motivation und über bessere Motivierungsfähigkeiten in Sachen Bewegung.
- Ab der Mittelstufe (vierte bis sechste Primarschulklasse) sollten im Bewegungsunterricht vermehrt kraftorientierte Inhalte vermittelt werden. Ganzkörperkoordination und Haltung sollten vermehr geschult werden, damit das Krafttraining ab der sechsten Klasse beginnen kann.
- Schülermeisterschaften sollten unterstützt werden. Der Wettkampf benachbarter Schulen motiviert dazu, bessere Leistungen zu erbringen und besser zu trainieren.

In dritter Priorität langfristig benötigte Angebote:
- Die tägliche Sportlektion sollte wieder eingeführt werden. Es könnten drei Lektionen im Klassenrahmen und zwei Lektionen als freiwilliger Schulsport durchgeführt werden. Alternativ könnten fünf Sportlektionen pro Woche im Klassenrahmen stattfinden, zwei davon draussen oder auswärts. Wenn die Infrastruktur knapp wird, müssten die Sportanlagen ihre Öffnungszeiten verlängern. Zusätzlich könnten Krafträume genutzt werden.
- Die gesamte Juniorenförderung sollte über die Schulen laufen. Damit könnte aktive Betreuungszeit gewonnen werden, die Vereine könnten entlastet werden und der Wettkampf unter den Schulen könnte intensiviert werden, entsprechend dem Highschool-Modell in den USA.
- Die neuen bewegungsfreundlichen Regelungen sollten in die Volksschulgesetze aufgenommen werden.

Kapitel 4 Pubertät / Oberstufe / Gymnasium

Sport vor Latein

In der Pubertät geht die Entwicklung von Mädchen und Jungs getrennte Wege. Wie sich diese Zeit der umwälzenden Veränderungen auf die Bewegungsentwicklung auswirkt, schildere ich in diesem Kapitel.

Beschleunigtes Wachstum verändert in der Pubertät die Körperproportionen

Erinnern Sie sich noch an Ihre Pubertät? Im Alter von etwa 13 Jahren interessierten sich die Mädchen in meiner Klasse nicht mehr für uns Buben. Sie sprachen über ganz andere Themen, hatten nur noch Augen für ältere Jungs. Wir waren plötzlich out, respektive nicht mehr in. Die körperliche Entwicklung von Mädchen und Jungs verläuft in der Pubertät unterschiedlich. Mädchen sind im Normalfall früher reif, ihre Pubertätsentwicklung beginnt im Durchschnitt zwei Jahre früher als bei den Jungen. Beim Übertritt ins Gymnasium oder in die Oberstufe haben viele schon ihre Periode, viele von ihnen sind fruchtbar. Gleichaltrige Jungen wären aber kaum in der Lage, sie zu schwängern. Ihre Hoden sind noch klein und die Zeugungsfähigkeit fehlt noch. Die Wahrscheinlichkeit, dass ein gemeinsames Skilager mit einer Schwangerschaft endet, ist klein.

Die Pubertätsentwicklung beginnt bei Mädchen im Durchschnitt im Alter von elf Jahren und bei Jungen in einem Durchschnittsalter von 13 Jahren. Wenn ich hier von Alter spreche, meine ich damit das chronologische, das «übliche» Alter des Kindes. Die körperliche Entwicklung des kindlichen Körpers richtet sich allerdings nicht nach diesem chronologischen Alter, sondern nach dem inneren biologischen Alter. Deshalb beginnen die einen Kinder ihre Pubertätsentwicklung früher und die anderen später. Bei früherem Beginn der Pubertätsentwicklung sind die jungen Leute auch früher ausgewachsen, während sie bei spätem Pubertätsbeginn länger wachsen. So ist es möglich, dass man in einer Gruppe von 15-jährigen Jungen bereits weit-

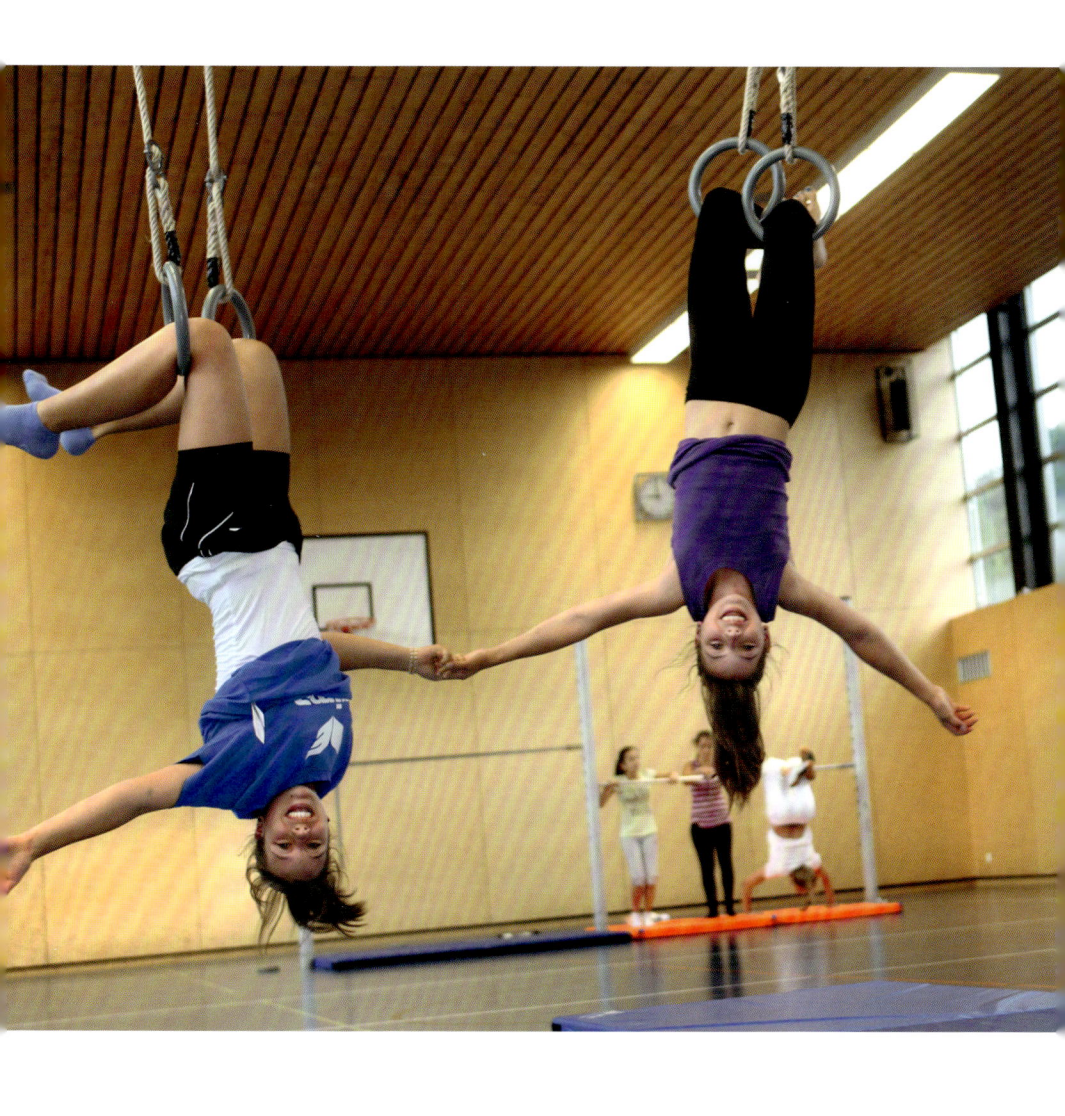

gehend erwachsene Männer antrifft, aber auch noch völlig unreife Jungs. Dies führt insbesondere im Mannschaftssport zu Problemen, zu Ungerechtigkeiten und zum Verlust von Talenten, wie wir später sehen werden. Fachleute können anhand des «Knochenalters», das aufgrund eines Handröntgenbilds bestimmt wird, schon zu einem frühen Zeitpunkt voraussagen, ob ein Kind ein Spätentwickler oder ein Frühentwickler werden wird.

Bei Mädchen wird der Beginn der Pubertätsentwicklung schon früh erkennbar, weil sich die Brust zu entwickeln beginnt. Im Durchschnitt zwei Jahre nach Beginn der Brustentwicklung setzt der Monatszyklus mit der ersten Periode ein, wiederum zwei Jahre später ist das Mädchen ausgewachsen. Vom Einsetzen der Pubertätsentwicklung bis zum Abschluss des Wachstums dauert es also etwa vier Jahre. Im Durchschnitt wächst ein Mädchen nach der ersten Periode noch etwa acht Zentimeter. Bei Jungen ist der Beginn der Pubertätsentwicklung viel weniger auffällig. Im Verlauf des ersten Jahres werden eigentlich nur die Hoden grösser, was meistens nicht einmal der betroffene Junge bemerkt. Nach etwa zwei Jahren kommt es zum ersten Samenerguss und wiederum zwei Jahre später ist der junge Mann ausgewachsen.

Parallel zur Entwicklung der äusseren Geschlechtsmerkmale beginnt auch der Pubertätswachstumsspurt, bei Mädchen unmittelbar zu Beginn der Pubertätsentwicklung gleichzeitig mit der Brustentwicklung. Bei Jungen beginnt der Pubertätswachstumsspurt etwas später, etwa in einem Durchschnittsalter von 14 Jahren, also etwa ein Jahr nach Beginn der Pubertätsentwicklung. All dies ist abhängig vom inneren biologischen Alter und nicht vom äusseren chronologischen Alter. Pubertätswachstumsspurt bedeutet, dass die Wachstumsgeschwindigkeit von zuvor etwa vier bis fünf Zentimeter pro Jahr auf bis zu zehn Zentimeter pro Jahr ansteigt. Gleichzeitig nimmt bei Jungen die Muskelmasse massiv zu. Vor der Pubertät beträgt die Zunahme der Muskelmasse pro Jahr etwa fünf Prozent, während des Pubertätswachstumsspurtes bis zu 25 Prozent. Bei Mädchen nimmt während der Pubertät hauptsächlich die Fettmasse zu. Sie ist verantwortlich für die weibliche Körperform, vor allem für die Form von Brust, Oberschenkeln und Gesäss. Nicht nur der Körper verändert sich in dieser Zeit, sondern auch die Gesichtszüge werden viel erwachsener. Aus dem Kind wird jetzt offensichtlich ein Mann oder eine Frau.

Diese Entwicklung wird durch Hormone aus dem Zwischenhirn gesteuert, welche über die Hirnanhangsdrüse auf die Hoden und die Eierstöcke wirken.

Dort werden männliche Geschlechtshormone und Spermien beziehungsweise weibliche Geschlechtshormone und Eizellen produziert. Die Zeit der Pubertät ist von Unsicherheit geprägt, weil es für die Betroffenen manchmal schwierig ist zu erkennen, ob eine Veränderung normal oder krankhaft, erwünscht oder unerwünscht ist.

Mädchen sind mit 12 bis 14 Jahren oft grösser als gleichaltrige Jungen, weil das starke Wachstum bei den Jungs später beginnt. Die fast unglaubliche Zunahme der Muskelmasse von 25 Prozent pro Jahr wird den jungen Männern in der Pubertät fast umsonst, ohne besonderes Muskeltraining, geschenkt. Wie kann das sein? Doping ist im Spiel, natürliches Doping mit Testosteron, dem männlichen Geschlechtshormon. Aus den eigenen Hoden, völlig legal und völlig normal, ohne Fremdeinwirkung. Vor der Pubertät bildet der Körper nur sehr geringe Mengen von Geschlechtshormonen, die Hoden sind ja noch klein und ruhig, sie arbeiten noch nicht. Erst mit Beginn der Pubertätsentwicklung erreicht das notwendige Signal, ausgehend vom Gehirn, die Hoden. Dann beginnen die Hoden zu reifen und nehmen die Produktion von Testosteron auf. Die Kombination von Testosteron mit dem schon während der ganzen Kindheit gebildeten Wachstumshormon führt zum Wachstumsspurt, also zu einer Beschleunigung der Wachstumsgeschwindigkeit, und auch zur Zunahme der Muskelmasse. Der Junge wird jetzt zum Mann. Diese Entwicklung erreicht ihren Höhepunkt im Durchschnitt mit etwa 14 bis 15 Jahren, beim einen etwas früher und bei anderen etwas später. Bei Mädchen ist die Zunahme der Muskelmasse geringer und der Wachstumsspurt setzt früher ein. Wächst ein Kind stark, verändern sich auch die Hebelverhältnisse des Körpers. Mit längeren Armen bleibt einem jungen Tennisspieler nichts anderes übrig, als den Bewegungsablauf für seinen Vorhandschlag zu ändern. Er muss den Ball vielleicht etwas weicher, dafür präziser schlagen.

Dies hat die sehr erfolgreiche Tennisspielerin Monica Seles sehr bewusst erlebt, wahrscheinlich deshalb, weil sie schon sehr jung, bevor ihr Wachstum abgeschlossen war, an die Weltspitze drängte. Ein Wachstumsschub verunsicherte sie stark. «Plötzlich waren die Winkel ganz anders», erinnerte sich die Masters-Siegerin. Sie war einige Zentimeter grösser als im Jahr zuvor als ihr der Vorstoss in die Top Ten gelungen war. «Ich musste mich zuerst daran gewöhnen, von weiter oben zu servieren und meine übrigen Schläge anzupassen.»

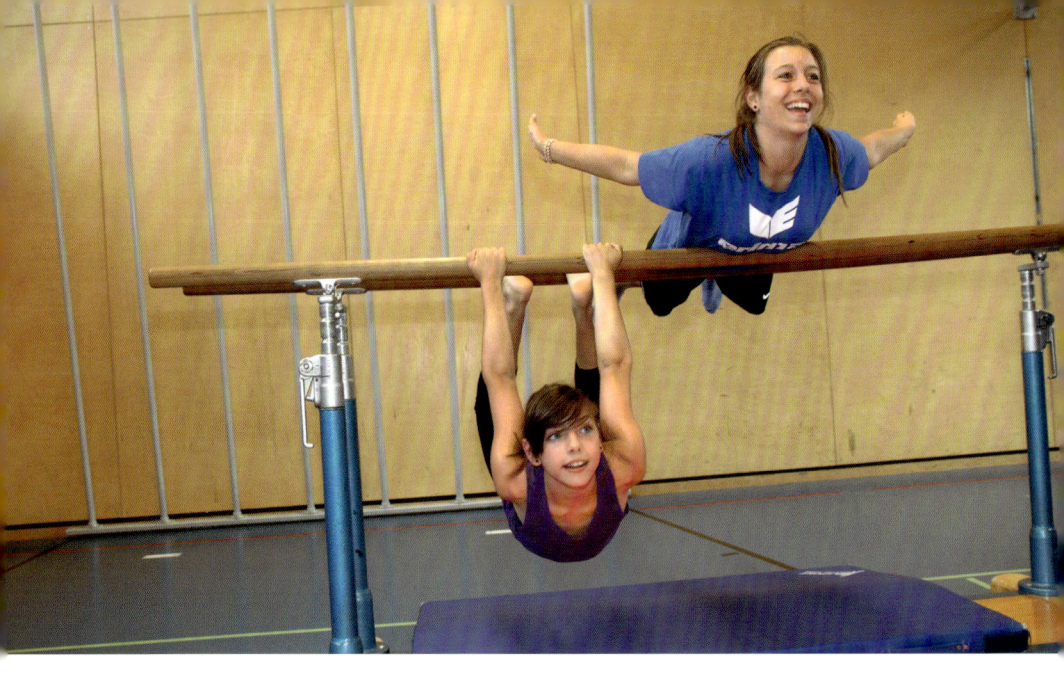

Gut sichtbar wird das starke Wachstum an den veränderten Körperproportionen. Teenager haben oft auffällig lange Beine. Mütter reagieren manchmal entsetzt, wenn ihre Söhne auf einmal Schuhe der Grösse 44 benötigen. Aber ich kann Sie beruhigen: In den meisten Fällen ist der Fuss der zuerst ausgewachsene Körperteil.

Erhöhtes Risiko von Überbelastung und Verletzungen

Das schnelle Wachstum bringt neben Freude und Genugtuung auch Probleme und Risiken mit sich. Die veränderten Hebelkräfte tragen dazu bei, dass Entzündungen an den Muskelansätzen häufiger vorkommen als in anderen Lebensphasen. Ein typisches Beispiel ist die sogenannte Osgood-Schlatter-Krankheit – ein stolzer Name für eine sehr unangenehme Sache. Viele junge Fussballer haben den Osgood-Schlatter am eigenen Leib kennengelernt. Es handelt sich um die Entzündung des Ansatzes der Sehne des grössten und stärksten Muskels des Körpers, des vorderen Oberschenkelmuskels, der vier Muskelbäuche besitzt und deshalb als «Vierbauchmuskel» oder Quadrizepsmuskel bezeichnet wird. Diesen Muskel brauchen wir für viele Bewegungen, insbesondere beim Rennen und für den starken Schuss beim Fussball. So beginnt manchmal die Stelle unterhalb des Knies, wo die Sehne am Knochen angewachsen ist, nach einem harten Schusstraining zu schmerzen. Der Schmerz signalisiert, dass der Spieler etwas auf die Bremse treten soll, damit die entzündete Stelle wieder ausheilen kann. Weil Jugendliche dazu neigen, nicht auf Schmerzen des Körpers zu hören, wird alles immer schlimmer, bis die kleinste Berührung an der entzündeten Stelle Schmerzensschreie provoziert. Dann kann oft nur noch eine sehr lange Fussballpause Abhilfe schaffen.

Während der Zeit des schnellen Wachstums steigt die Verletzungsanfälligkeit von Nachwuchssportlern stark an. Die erste Verletzung provoziert die nächste. Weil der Mensch automatisch Schwachstellen im Körper schont, kommt es zu Fehlbelastungen, die wieder neue Schmerzen verursachen. Da kann es vorkommen, dass der behandelnde Arzt einen Trainingsstopp verordnen muss. Besonders lebhaft erinnere ich mich an einen jungen Patienten, den ich schon seit längerer Zeit wegen einer Hormonstörung behandelte. Die Störung hinderte ihn aber nicht daran, als Fussballjunior erfolgreich zu sein, bis sich der Quadrizeps-Sehnenansatz entzündete. In die Behandlung des Sehnenansatzes war ich nicht involviert. Als der Junge mit dem Training aufhören musste, das zuvor viermal pro Woche stattgefunden hatte, wurde er mit einem Riesenloch konfrontiert. Er verlor nicht nur den geliebten Fussballsport, sondern auch fast alle Freunde. Zum grössten Teil waren seine Freunde ebenfalls Fussballer, die er viermal pro Woche getroffen und mit denen er auch ausserhalb des Trainings viel unternommen hatte. Anfänglich wurde er noch berücksichtigt und informiert, wenn gemeinsame Aktivitäten geplant waren. Diese Anrufe wurden aber immer seltener. Frustriert versuchte er, die entstandenen Löcher in seinem Leben mit Computer und Gamekonsolen zu füllen. Dass er immer mehr in ein Bewegungsdefizit rutschte, machte sich deutlich am Gewicht bemerkbar. Als die Verletzung endlich ausgeheilt war, wog der 14-Jährige zehn Kilo mehr. Den Kontakt mit seinen Sportkameraden suchte er nicht mehr. War diese traurige Entwicklung unvermeidlich? Nein! Das Trainingsverbot wäre nicht nötig gewesen, wenn die Weichen frühzeitig anders gestellt worden wären.

Sorgfältige professionelle Betreuung statt Trainingsstopp mit tiefgreifenden Folgen

Erstaunt stelle ich immer wieder fest, wie wenig sich selbst grosse Clubs um verletzte Junioren kümmern, obschon diese ein sehr wertvolles Kapital des Clubs für die Zukunft darstellen. Alle Beteiligten gehören zu den Verlierern:

die betroffenen jungen Menschen, die zutiefst enttäuscht werden, die Kollegen, der Club, der Sport insgesamt.

Nötig ist ein besseres Betreuungsangebot für sportliche Kinder und Jugendliche. Leider sind viele Hausärzte, Sportlehrer, Trainer und Physiotherapeuten zu wenig mit den Besonderheiten der Wachstumsphase und mit den speziellen Spielregeln von Pubertät und Adoleszenz vertraut. Im oben beschriebenen Fall reagierte niemand zielstrebig, als sich der sportliche Junge immer wieder über Schmerzen unter dem Knie beklagte. Als die Schmerzen immer schlimmer wurden, verordnete der Sportarzt des Clubs eine Trainingspause, die letztlich zwei Jahre dauerte, ohne die tiefgreifenden sozialen Folgen, die für den Junior drohten, zu bedenken. Die Verantwortlichen des Clubs hätten frühzeitig eingreifen müssen, wie es bei Spielern der ersten Mannschaft üblich ist. Insbesondere wäre ein spezielles Krafttraining nötig gewesen. Für die adäquate Betreuung sind Engagement und Spezialisten erforderlich, die sich täglich mit dem wachsenden, sich verändernden Skelett Jugendlicher beschäftigen. Ich bin überzeugt, dass alle Beteiligten davon profitieren könnten und dass die weitgehend unnützen Reihenuntersuchungen, welche vielerorts von den Clubärzten durchgeführt werden, stark reduziert werden könnten.

Sport beginnt schon auf dem Schulweg

In diesem Buch stehen nicht die jungen Leistungssportler im Vordergrund, sondern ganz gewöhnliche Kinder und Jugendliche mit Bewegung auf dem Schulweg und daneben sportlichen Aktivitäten. Wussten Sie, dass ein Kind mit einem Schulweg von einem Kilometer Länge in der Woche mehr Energie verbraucht, als wenn es vier Stunden Fussball spielt? Es geht also um Sport im weitesten Sinn, vom Fussballspielen auf der Strasse bis hin zum Leichtathletiktraining zukünftiger Leistungssportler. Unsere Erfahrung mit Kindern und Jugendlichen zeigt klar: Diese wollen sich entweder überhaupt nicht bewegen oder aber volle Pulle rennen, hüpfen, springen, klettern, raufen, schreien, zappeln, Fussball spielen, Volleyball spielen, auf dem Trampolin springen, Räuber und Polizist spielen. Sie wollen sich also entweder voll verausgaben mit körperlicher Aktivität oder dann ganz Pause machen. Mittlere körperliche Anstrengungen sind dagegen Sache der Erwachsenen und entsprechen nicht den Bedürfnissen von Kindern und Jugendlichen. Das ist eine durch viele Studien untermauerte Tatsache, die bei wissenschaftlichen

Experten uneingeschränkt akzeptiert ist. Wer diese Zusammenhänge kennt, wird also von seinen Kids nicht mehr verlangen, auf den Familienspaziergang am Sonntag mitzukommen. Mit zunehmendem Alter kommen noch andere Aspekte hinzu: Körperliche Aktivität gehört zunehmend weniger in den Familienrahmen, sondern immer mehr in den Bereich der Kollegen und Kolleginnen. Das gemütliche Bummeln und Schwatzen, das peinliche Gehen und Schweigen, das nervige Streiten und Zanken – all dies passt in kein jugendliches Schema.

Unterschiedliches Energiemanagement bei Kindern und Erwachsenen

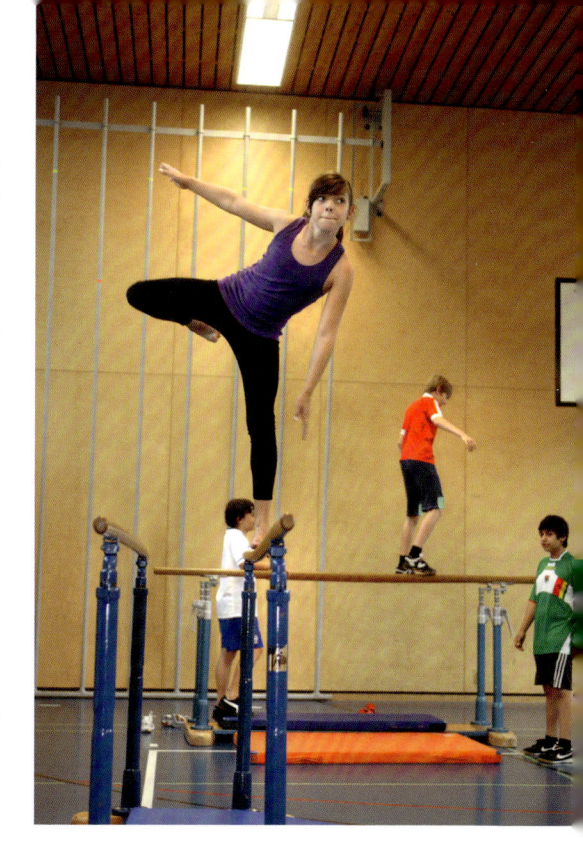

Kommen wir zurück zum Wachstum und zur Zunahme der Muskelmasse. Im dritten Kapitel habe ich dargelegt, dass mehr Kraft mehr Lust auf Bewegung erzeugt, was wieder die Kraft steigert und so weiter. Doch das Kraftfenster, das diese Aufwärtsspirale als Chance anbietet, beginnt sich mit Beginn der Pubertät langsam zu schliessen. Dies müssen wir aufgrund unserer Studienresultate annehmen. Bei Erwachsenen ist schliesslich die positive Verstärkung von Krafttraining und Bewegungslust ganz verschwunden. Die Situation hat sich ins Gegenteil verwandelt. Wenn sich ein Erwachsener eine Stunde lang sportlich abgemüht hat, kompensiert er negativ. Er reduziert also ganz automatisch die körperliche Aktivität kompensatorisch während des Rests des Tages. Erwachsene verhalten sich bezüglich Kraft und Energie völlig ökonomisch. Wie alle Wirbeltiere versuchen sie, Energie zu sparen. Erwachsene benutzen automatisch statt der Treppe den Lift, ausser sie überspielen den Automatismus bewusst, weil beispielsweise der Arzt zu mehr Bewegung geraten hat. Ohne zu überlegen ziehen sie also beispielsweise das Auto dem Fahrrad, den Lift der Treppe, die Motorsäge der Handsäge, den Motorrasenmäher dem Handrasenmäher, den Bagger der Schaufel vor. 400 Millionen Jahre Wirbeltiergeschichte und 30 000 Jahre Menschheitsgeschichte haben uns gelehrt, wie wir uns permanent auf die nächste drohende Hungersnot vorbereiten müssen oder wie wir die bestehende Hungersnot überleben können. Wir haben gelernt, dass unsere Energiespeicher immer voll sein müssen und dass wir mit unseren Energievorräten sehr haushälterisch umgehen müssen, wenn wir schwierige Zeiten mit Nahrungsknappheit überstehen wollen. Dies ist wahrscheinlich eines der wichtigsten Gesetze der Natur. Die Art soll überleben, was sie aber nur kann, wenn das Individuum überlebt. Überleben kann das Individuum nur, wenn es zu Nahrung kommt. Zu Nahrung kommt es nur, wenn es sich bewegt. Aber Bewegung kostet wieder Energie. Deshalb ist es wichtig, dass die Wirbeltiere einen potenten Energiespeicher und ein virtuoses Energiemanagement entwickelt haben. Der Energiemanager hat seinen Sitz im Zwischenhirn, als Energiespeicher dient vor allem das Fettgewebe.

Der Spieltrieb als Motor des kindlichen Bewegungsprogramms

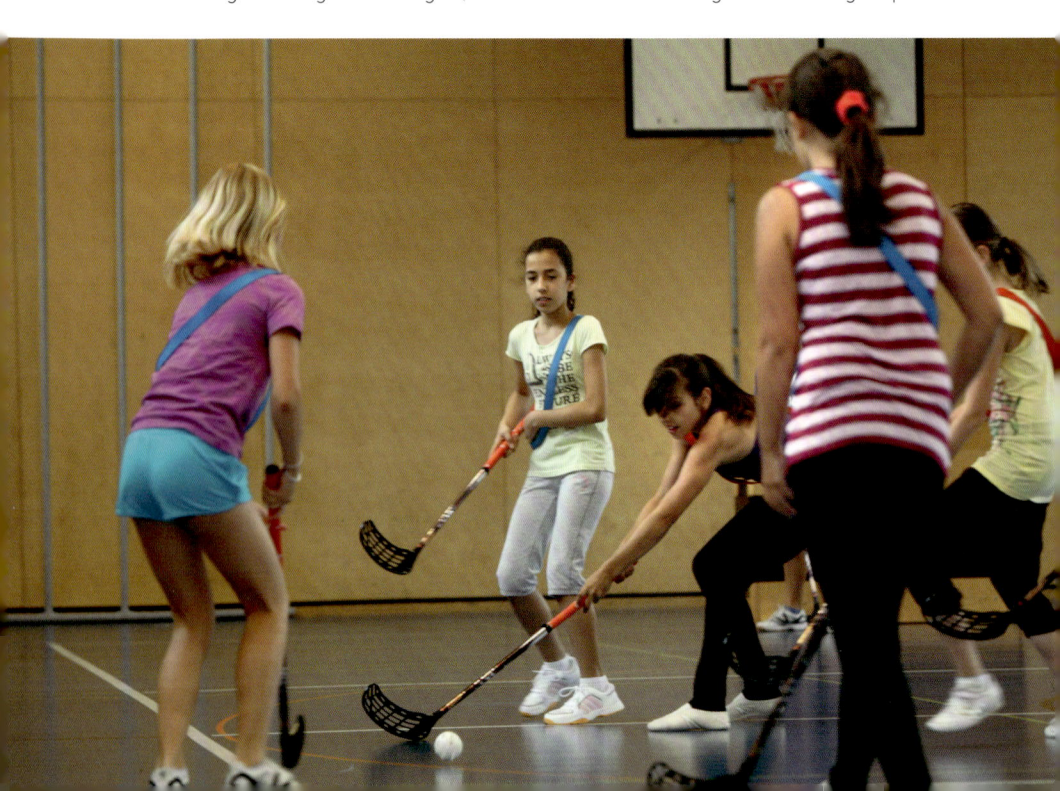

Es leuchtet Ihnen wahrscheinlich ein, dass sich Erwachsene automatisch so wenig wie möglich bewegen, damit sie so viel wie möglich an Energie sparen können. Dass aber Ihre Kinder anders mit der Energie haushalten, erscheint Ihnen vielleicht weniger einleuchtend. «Unser Sohn bevorzugt wie Erwachsene auch immer den Lift und wünscht sich schon lange ein Moped anstelle des Fahrrads», geben Sie vielleicht zu bedenken. Natürlich haben Sie recht mit Ihrem Einwand, denn auch Kinder funktionieren genauso wie Erwachsene total ökonomisch, wie es sich für gute «Energiesparmodelle» gehört. Bereits dreijährige Kleinkinder setzen sich lieber auf das Dreirad als zu Fuss zu gehen oder benutzen lieber die Mitfahrgelegenheit auf dem Kinderwagen jüngerer Geschwister als ihre eigenen Füsse für einen Marsch. Kinder besitzen daneben aber noch ein zweites Bewegungsprogramm, das komplett anders funktioniert. Dieses Programm, das erstaunlich unökonomisch erscheint, hat etwas mit Spielen zu tun. Man spricht vom Spieltrieb, ohne genau zu wissen, was dieser Spieltrieb eigentlich ist und weshalb es ihn gibt. Wie jeder Katzen- und Hundebesitzer weiss, gibt es den Spieltrieb nicht nur bei den Menschen, sondern auch bei den Tieren. Offenbar ist er fundamental wichtig. Wir vermuten, dass unsere Entdeckung, dass EOM bei Kindern die Lust auf Bewegung deutlich erhöht, in das Umfeld dieses Spieltriebs gehört. Niemand kennt den Zeitpunkt genau, zu dem der Spieltrieb wieder verschwindet. Klar ist nur, dass das Alter eine Rolle spielt – es kommen bekanntlich auch später noch Rückfälle vor, allerdings mit zunehmendem Alter immer seltener.

Als Grundprinzip unserer Existenz ist Muskelarbeit für alle zentral

Sollen Jugendliche, weil sich das Kraftfenster im Verlaufe der Pubertätsentwicklung wieder schliesst, das Muskeltraining, insbesondere unser EOM, wieder aufgeben? Nein, sicher nicht. Zwar stimuliert das Muskeltraining die Lust auf Bewegung weniger stark oder gar nicht mehr, aber es trainiert immer noch die Muskulatur, die durch unser modernes Leben nur ungenügend beansprucht wird. Unterforderung der Muskeln zieht viele Probleme und Schäden nach sich, nicht nur am Bewegungsapparat (z. B. Bandscheibenerkrankungen und Arthrosen), sondern auch im Energiesystem. Für die Muskelarbeit braucht es Energie, die im Blut in Form von Zucker und Fett bereitgestellt wird. Wenn die Energie nicht verbraucht wird, bringt sie das ganze Energiesystem ins Schwitzen. Die Bauchspeicheldrüse gerät unter Druck, denn es braucht vermehrt Insulin, um den Zucker aus dem Blut in die Zellen zu schleusen. Obwohl die Bauchspeicheldrüse maximal arbeitet, bleiben die

Blutfette zu hoch. Diese berüchtigten Störungen – zu viel Fette und Zucker im Blut – haben primär nichts mit Übergewicht, sondern hauptsächlich mit fehlender körperlicher Aktivität zu tun, also mit fehlender Muskeltätigkeit. Neue wissenschaftliche Arbeiten zeigen, dass man diese Komplikationen zu Unrecht ausschliesslich als Folge des Übergewichts verstanden hat. Tatsache ist, dass sie auch bei schlanken, wenig aktiven Menschen auftreten.

Es braucht also unbedingt Muskelarbeit, mit anderen Worten körperliche Aktivität. Alle brauchen sie, denn sie ist ein Grundprinzip unserer Existenz. Um zu überleben, muss man essen. Während Tausenden von Jahren konnten unsere Vorfahren nur essen, wenn sie vorher Muskelarbeit verrichtet hatten. Wir sind so programmiert und wir gehen ohne Muskelarbeit zugrunde. Wenn wir uns nicht mehr bewegen müssen, um essen zu können, ist es nötig, in anderem Zusammenhang zu Muskelarbeit und Muskelbewegung zu kommen, beispielsweise auf dem Fahrrad, beim Waldlauf, im Fitnesszentrum oder im Kraftraum. Es ist also während des ganzen Lebens notwendig, Sport zu treiben und die Muskeln zu trainieren.

Krafttraining wie unser EOM-Programm für Kinder und Jugendliche kann sehr gut im Rahmen eines Turnvereins oder einer Jugendriege eingesetzt werden. Voraussetzung dazu sind ausgebildete Trainerinnen oder Trainer. Training im Turnverein hat zusätzliche Vorteile, denn es fördert die soziale Kompetenz Jugendlicher. Wer im Verein oder der Riege mitmachen will, braucht aber freie Zeit im Verlauf der Woche. In der Pubertät machen Jugendliche die Erfahrung, dass sie unvermittelt nicht mehr unendlich viel Zeit frei zur Verfügung haben, dass die Zeit endlich wird. Die Tage der Jugendlichen sind oft so verplant, dass sie eigentlich 36 statt nur 24 Stunden dauern müssten. Es lohnt sich aber bestimmt, der körperlichen Aktivität grosszügig Zeit einzuräumen.

Schule und Sport gehören zusammen wie Denken und Handeln

Dass die Schule und sportliche Bewegung wie das Denken und das Handeln zusammengehören, wussten schon die alten Römer. Davon zeugt das wohl berühmteste lateinische Zitat, das aus den Satiren des Juvenal stammt: «Ein gesunder Geist in einem gesunden Körper». Auch die alten Griechen wussten darüber bestens Bescheid, wie man bei Platon nachlesen kann. Manchmal werden aber Schule und Sport zu einem Gegensatzpaar, wenn Eltern denken, dass ihre Tochter oder ihr Sohn mehr für die Schule lernen würden, wenn sie weniger Sport treiben würden. Mit zunehmendem Alter der Kinder wollen die Eltern stärker Prioritäten setzen, denn während die Zeit für Kleinkinder noch beinahe unendlich erscheint, werden die Tage für ältere Kinder und Jugendliche schon bald zu kurz.

Je schwieriger es wird, genügend Zeit zu finden, desto wichtiger wird es, die zur Verfügung stehende Zeit gut zu nutzen – nicht zuletzt auch im Schulturnen. Die drei Turnstunden, die üblicherweise zur Verfügung stehen, sollten optimal ausgenutzt werden. Dabei sollten Schulen ihre wichtige Verpflichtung für die aktuelle und zukünftige Gesundheit ihrer Schüler bedenken. Nicht nur Spiele gehören zum Schulturnen, sondern es sollten auch sportliche Fertigkeiten und Fähigkeiten geübt werden. Die Koordination sollte trainiert werden und gezieltes Muskeltraining sollte eine ganz zentrale Rolle spielen. Ich denke, dass jeder Schüler in dieser Altersgruppe neben der Schule noch Zeit für das Ausüben einer Sportart finden sollte. Wenn dies nicht der Fall ist, muss man sich fragen, ob der betreffende Schüler wirklich in der richtigen Schule ist oder ob die Anforderungen der Schule die schulischen Möglichkeiten der Schülerin oder des Schülers übersteigen.

Wenn ein Kind in dieser Altersgruppe den ausgeübten Sport aufgibt oder den Sportverein verlässt, lautet die Begründung oft: «Beides zusammen, Sport und Schule, war einfach zu viel.» Wenn man etwas nachhakt, zeigt sich aber oft, dass dies eher eine meist unbewusste Ausrede ist. Der wirkliche Grund dafür, dass Jugendliche in dieser Altersgruppe die Freude an ihrem Sport verlieren, besteht darin, dass ihnen klar wurde, dass sie es nicht an die Spitze schaffen werden. Mit dieser Erkenntnis haben sie einen wichtigen Entwicklungsschritt gemacht. Sie haben die kindliche Fantasiewelt der unbeschränkten Möglichkeiten verlassen und sind in der realen Welt angekommen. Sie sind sich ihrer Stärken und Schwächen bewusster geworden und haben eingesehen, dass eben doch nicht immer alles möglich ist. Die Frustration über diese Einsichten mündet oft in den Entscheid, den bisher sehr geliebten Sport aufzugeben. Den Sport nicht aufzugeben, aber das Ziel zu ändern, wäre eine reifere Art des Umgangs mit dieser Situation. Statt mit dem Ziel, ein Star zu werden, könnte der Sport weiter betrieben werden, weil er Spass macht und soziale Kontakte schafft. Vielleicht auch, weil bereits die Einsicht vorhanden ist, wie wichtig Bewegung für die Gesundheit ist.

Auf dem Niveau von Sekundarschule und Gymnasium stehen in einigen Regionen spezielle Sportschulen zur Verfügung. In der Regel sind aber die Anforderungen für die Aufnahme in eine dieser Sportschulen in sportlicher Hinsicht sehr hoch. Dabei verlassen sich die Schulen in vielen Sportarten auf die «Nase» der Trainer, denn für den Eintritt in die Schule wird verlangt, dass die Jugendlichen bereits eine bestimmte Leistungsstufe erreicht haben, z. B. zu einer Junioren-Nationalmannschaft gehören. Wie ich im Kapitel «Fragwürdige Talentauswahl» darlegen werde, ist es in dieser Altersgruppe noch zu früh, um aussergewöhnliche Talente mit ausreichender Sicherheit beurteilen zu können. Gesundheitliche Überlegungen sprechen dafür, möglichst vielen Kindern und Jugendlichen die Chance zu geben, dass sie ihrem Wunsch entsprechend eine Sportschule besuchen können. Einer frühzeitigen Talentselektion stehe ich äusserst skeptisch gegenüber, denn die unterschiedliche körperliche Reifung der Kinder mit früher oder später Entwicklung machen die Talentbeurteilung vor dem Abschluss der Pubertätsentwicklung sehr fragwürdig. Deshalb sollten viel mehr Sportschulen zur Verfügung stehen, damit sich Schülerinnen und Schüler auf freiwilliger Basis dafür entscheiden können. Beispielsweise könnte die Schulzeit in einem Sportgymnasium um ein Jahr verlängert werden, um die zusätzliche Zeit für intensive sportliche Tätigkeiten zu nutzen. In einer solchen Schule könnte man die Schülerinnen und Schüler gemäss ihrer aktuellen sportlichen Leistungsfähigkeit in verschiedene Klassen einteilen. Wichtig ist dabei, dass das System durchlässig ist und dass Schüler aufsteigen und absteigen können, ohne dass sie bei Abnahme oder Zunahme des sportlichen Erfolgs die Schule wechseln müssen.

Sport statt Griechisch und Latein

Sobald die verantwortlichen Fachleute und Politiker eingesehen haben, dass heutzutage sportliche Betätigung bereits in der Kindheit und Jugend ausserordentlich wichtig geworden ist, kann die Frage diskutiert werden, welche Schulfächer allenfalls aufgegeben werden können. Deshalb die provokative Forderung: «Sport statt Griechisch und Latein». Es ist nicht möglich, der Schule immer mehr Aufgaben aufzubürden, ohne zugleich «alte Zöpfe» abzuschneiden. Vom Humboldt'schen Bildungsideal haben wir schon lange Abschied genommen, ohne es richtig wahrzunehmen. In meiner Generation sind noch manche wie ich selbst gemäss diesem Bildungsideal aufgewachsen, haben Latein und Griechisch gelernt und damit Einblick in die römische und altgriechische Gedankenwelt erhalten. Gleichwohl haben wir es geschafft, auch Einblicke in die damals neu aufkommende Informatik zu erhalten und ein Musikinstrument zu erlernen. Es schmerzt mich, wenn ich bei meinen Kindern sehe, dass dieses Bildungsideal nicht mehr haltbar ist. Als Professor der Medizin und Betreuer von Studenten sehe ich aber jeden Tag, dass die Anforderungen des heutigen Lebens an das individuelle Wissen sehr gross geworden sind und dass es für die Aneignung dieses Wissens ganz einfach sehr viel Zeit braucht. Leider ist es immer weniger möglich, auf vielen unterschiedlichen Wissensgebieten gute Leistungen zu erbringen. Wir sollten den Mut haben, die Schule grundlegend zu verändern. Dabei ist immer zu bedenken, dass der Mensch nicht nur aus seinem Gehirn besteht, sondern vielmehr vorwiegend aus Muskulatur. Unser Nachwuchs muss Hirn und Muskeln gleichermassen trainieren, um im Leben Erfolg zu haben.

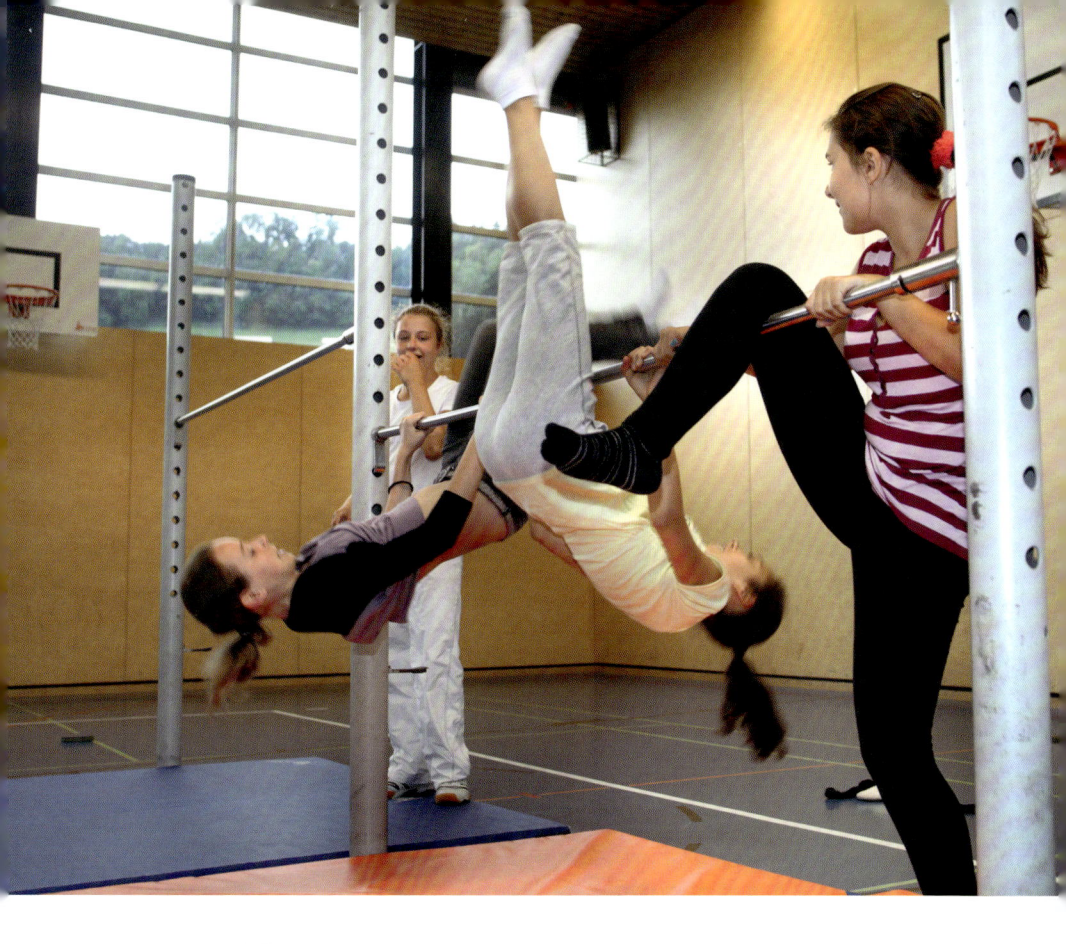

Psychosoziale Aspekte von Pubertät und Adoleszenz

Jugendliche oder Adoleszente befinden sich am Übergang von der Kindheit zum Erwachsenenalter. Ihr Leben ist geprägt durch Veränderungen auf allen Ebenen. Sowohl körperlich als auch seelisch und bezüglich der Beziehungen zur Umwelt bleibt nichts wie es war. Was gestern üblich und normal war, ist heute bereits anders. Adoleszente müssen sich laufend mit der sich verändernden Normalität des eigenen Körpers und mit den Vorstellungen vom idealen weiblichen oder männlichen Körper auseinandersetzen.

Vier Entwicklungsaufgaben in der Pubertät und der Adoleszenz

Die erste Aufgabe besteht darin, körperliche Veränderungen immer wieder neu ins eigene Selbst zu integrieren. Der Körper verändert sich in dieser Zeit laufend. Diese äusseren Veränderungen müssen auch innerlich im Selbstbild abgebildet werden – im Bild wie man zu sein glaubt. Ein wichtiges Mittel bei dieser Integration ins Selbst ist das Ausprobieren von Rollen. So zeigen sich manche junge Frauen gerne im Facebook oder bei anderen günstigen Gelegenheiten. Weniger selbstbewusst wird dieselbe Jugendliche etwa zu Hause in den Spiegel schauen, wenn sie sich zu dick, zu dünn oder zu kleinbusig vorkommt. Dasselbe gilt für gleichaltrige 14-jährige Jungen, welche sich zu schmalbrüstig, zu klein, zu picklig und zu wenig männlich vorkommen. Kurz zuvor hatten die Mädchen oder Jungen noch einen völlig kindlichen Körper. Es dauert seine Zeit, bis sie wissen, wer sie sein wollen, wie sie sind und wie sie auf andere wirken.

Die zweite Aufgabe besteht darin, die Beziehungen zu Eltern und Gleichaltrigen neu zu organisieren. Die Jugendlichen streben weg von Mutter und Vater, aus der Familie hinaus. Ihr Ziel ist es, sich bei Gleichaltrigen zu integrieren und Anerkennung zu finden. Jugendliche orientieren sich zunehmend mehr an den Normen der Gruppe Gleichaltriger und immer weniger an den Normen der Herkunftsfamilie. Sich anders als die Peers zu erleben oder zu verhalten, wird schwierig und erfordert ein hohes Mass an Unabhängigkeit und Selbstbewusstsein. Der Gruppendruck wird beispielsweise deutlich beim Ideal des Waschbrettbauchs und beim Schlankheitswahn. Gleichaltrige können aber auch unterstützend wirken und manchmal in Notsituationen mehr helfen als die Eltern. Die Werte der Familie verlieren an Einfluss, weil die Wertmassstäbe der Gleichaltrigen an ihre Stelle treten. Die Akzeptanz in den Gruppen Gleichaltriger ist von entscheidender Wichtigkeit, um später eigenständige Wertmassstäbe entwickeln zu können. Die soziale Integration der Jugendlichen in den verschiedenen Gruppen Gleichaltriger stellt einen wichtigen Schutzfaktor dar. Das Sporttreiben in einer Mannschaft kann hier einen wichtigen Beitrag leisten. Die Eltern haben Angst, dem jugendlichen Kind die Verantwortung zu übergeben. Sie sind beunruhigt darüber, dass sie nicht mehr so genau wissen, was in ihrem Kind vorgeht. Aber auch die Jugendlichen haben zunächst Angst davor, Zuständigkeiten und Verantwortungen neu zu verteilen.

Die dritte Aufgabe besteht darin, die weibliche oder männliche Geschlechtsrolle zu übernehmen. Die Übernahme der Geschlechtsrolle ist eng mit der Integration in die Gruppen Gleichaltriger verknüpft. Die Vormachtstellung der Peergruppe wird im weiteren Verlauf relativiert und durch Paarbeziehungen ergänzt. Die Jugendlichen müssen in dieser Zeit lernen, verschiedene Arten und Qualitäten von Beziehungen nebeneinander zu erleben.

Die vierte Aufgabe besteht darin, sich mit Schule und Berufswahl auseinanderzusetzen.
In die Zeit der Ablösung vom Elternhaus und der Erarbeitung einer eigenständigen Persönlichkeit fällt auch die Erstorientierung im Berufsleben. Es wird notwendig, die eigene berufliche Rolle selbst zu definieren und herrschende Rollenverteilungen in Frage zu stellen. Aufgrund des knappen Lehrstellenangebots müssen in der heutigen Zeit für die Berufswahl oft fast alle Ressourcen des Jugendlichen und seiner Familie mobilisiert werden.

Grundlagen und Anregungen für Fachleute

Bewegungsförderung von Jugendlichen im Alter von Sekundarschule, Gymnasium und Berufsbildung

Entwicklung der Motorik während der Pubertät

In der Pubertät findet durch schnelles Wachstum (Pubertätswachstumsspurt) und damit verbundene Längenänderungen eine Umstrukturierung der motorischen Fähigkeiten und Fertigkeiten statt. Die Motorik muss sich an die neuen Hebel- und Kraftverhältnisse anpassen. Nach dem Wachstumsspurt stabilisieren sich diese Fähigkeiten wieder. Immer noch lassen sich die motorischen Fähigkeiten und Fertigkeiten sehr gut trainieren. Neben dem koordinativen Aspekt nimmt vor allem die Trainierbarkeit der physischen Leistungsfähigkeit stark zu. Die Reifeentwicklung verläuft aber nicht bei allen gleichaltrigen Kindern gleichzeitig (Früh- und Spätentwickler). Deshalb müssen in der gesamten Phase der Pubertät folgende Aspekte berücksichtigt werden:

- Im koordinativen Bereich sollen die Kinder und Jugendlichen gefördert aber nicht überfordert werden.
- Eine Talentselektion darf nicht nur aufgrund von physischen Leistungsparametern vorgenommen werden.
- Im physischen Training muss Rücksicht auf das schnelle Körperwachstum genommen werden.
- Krafttraining ist in diesem Alter sehr effizient und sollte einen wichtigen Anteil des Trainings ausmachen.

Verantwortung der Bezugspersonen im Sekundarschulalter

Im Sekundarschulalter sind vor allem die Vereinstrainer und die Leiter des Sportunterrichts für die Bewegungsförderung verantwortlich. Bedingt durch den beginnenden Abgrenzungsprozess vom Elternhaus können die Eltern ihre Kinder nur noch positiv unterstützen, haben aber keinen direkten Einfluss mehr auf deren sportliche Entwicklung. In vielen Fällen reagieren Kinder und Jugendliche sogar mit Ablehnung, wenn Eltern eine intensive Förderung einleiten und unterstützen. Die Reaktionen können bis zur Aufgabe noch junger Sportkarrieren reichen. Die sozialen Kontakte haben einen sehr hohen Stellenwert. Wer also einen aktiven bewegungsfreundlichen Freundeskreis hat, bewegt sich auch mehr.

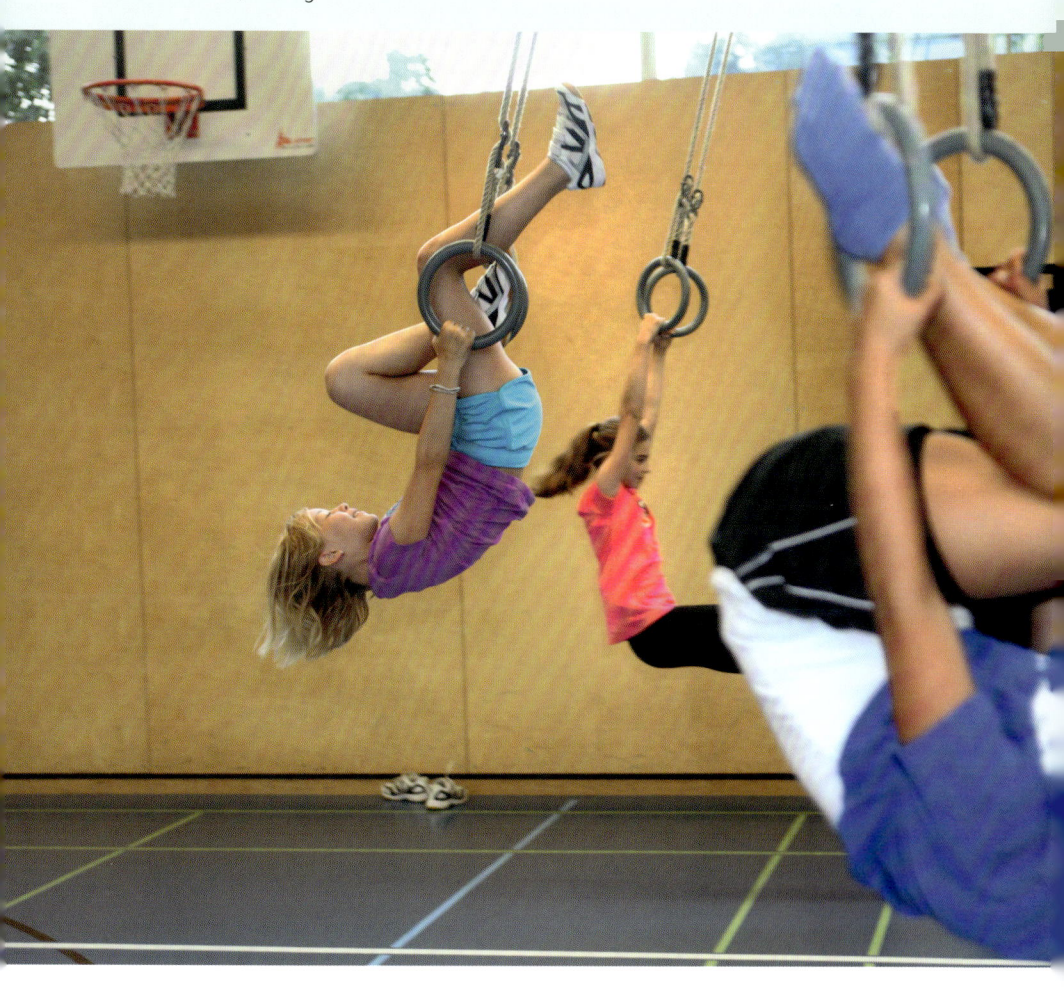

Grundlagen und Anregungen für Fachleute

Derzeit vorhandene Trainings- und Förderungsmöglichkeiten

Vor allem die Vereine und die Schulen prägen das breite Sport- und Bewegungsangebot. Für fast alle Sportarten gibt es Möglichkeiten, Leistungssport zu betreiben und gezielte sportartenspezifische Förderung zu erhalten.

- Auf der Sekundarschulstufe sind drei Lektionen Sportunterricht pro Woche die Regel. Die Lektionen werden entweder durch einen Sportlehrer oder den Sekundarlehrer erteilt.
- Im Gymnasium werden die drei wöchentlichen Lektionen weitergeführt. In der Berufsschule hingegen wird nur noch eine Lektion pro Woche erteilt.
- Der freiwillige Schulsport wird in vielen Städten flächendeckend an allen Schulen und in den verschiedensten Sportarten angeboten, aber das Angebot ist schmal.
- Es gibt vereinzelt ganzjährige regionale Schulsportmeisterschaften.
- Die Sportvereine bieten in allen Sportarten Nachwuchstrainings an, sowohl im Breitensport als auch im Leistungssport. Als Nachteil ist zu werten, dass im Leistungssport heute schon oft ab der Pubertät eine Spezialisierung auf eine Sportart erwartet wird. Es ist kaum mehr möglich, mehrere Sportarten auf hohem Niveau auszuführen, weil der Trainingsaufwand pro Sportart zu hoch ist. Ein polysportives Training wird nur noch im Breitensport, beispielsweise in Turnvereinen angeboten.
- In der Ferienzeit gibt es an vielen Orten Sportkurse, analog dem System auf der Primarschulstufe, allerdings nur an der Volksschule.
- Es gibt zentralisierte Kunst- und Sportschulen, sowohl an der Volksschule (Beispiel in Zürich MSP/K&S), an den Gymnasien (Beispiel Kunst- und Sportgymnasium Rämibühl in Zürich, Sportgymnasium Davos) sowie an den privaten Berufsschulen (Beispiel in Zürich: Minerva). Diese sollen jungen Talenten die Möglichkeit geben, die Schule oder die Ausbildung mit einem intensiven Training zu verbinden. Aufgrund des sehr beschränkten Platzangebotes ist eine Selektion erforderlich, weil nicht alle Jugendlichen solche Talentschulen besuchen können. Die Selektionskriterien sind aber problematisch.
- Vereinzelt gibt es regionale Leistungszentren, um Talente gezielt fördern zu können.

Zukünftig benötigte Trainings- und Förderungsmöglichkeiten

In erster Priorität kurzfristig benötigte Angebote:

- Freiwilliger Schulsport und regionale Schulsportmeisterschaften sollten ausgebaut werden. Diese sportlichen Aktivitäten sollten in die Tagesschulstruktur integriert werden (entsprechend dem Highschool-Modell der USA).
- Die Zusammenarbeit zwischen Schulen und regionalen Vereinen sollte intensiviert werden. Nach der Schule oder über Mittag könnten Vereinstrainer den freiwilligen Schulsport leiten. Die Vereine wären so auch an der Quelle, um vermehrt Nachwuchssportler rekrutieren zu können.
- In der Schweiz sollte die Intitiative «Schule.bewegt» an allen Sekundarschulen und vielleicht auch an den Gymnasien landesweit obligatorisch eingeführt werden.
- Statt problematische Selektionskriterien anzuwenden sollten Sportschulen Probezeiten von sechs bis zwölf Monaten einplanen, damit zumindest auch leichte Spätentwickler eine Chance erhalten.
- Das Krafttraining ist in diesem Alter die entscheidende effiziente Trainingsform und sollte stärker im Trainings- und Lehrplan berücksichtigt werden. Dagegen sind manche anderen Sportdisziplinen wie gewisse Geräte- und Leichtathletikdisziplinen überflüssig.
- Alle Lektionen sollten von Fachlehrern (Sportlehrern) erteilt werden.

In zweiter Priorität mittelfristig benötigte Angebote:

- An den Schulen sollten zwei Krafteinheiten von 30 bis 40 Minuten obligatorisch eingeführt werden, um Haltung, Fitness und Spontanaktivität zu verbessern.
- Aufbauend auf den regionalen Meisterschaften sollten nationale Schulsportmeisterschaften durchgeführt werden.
- Um Talente optimal zu fördern, sind für jede Sportart regionale Leistungs- und Trainingszentren nötig. Meist ist die Infrastruktur dafür vorhanden, doch wird sie zu wenig intensiv genutzt.
- Zentralisierte Sportschulen sollten ersetzt werden durch Kunst- und

Sportklassen (Talentklassen) an allen grösseren Schulen. Talentklassen bieten den Schülern mehr Trainingsmöglichkeiten als die Regelklassen. Polysportives Training sollte direkt an den Schulen ermöglicht werden, während das sportartenspezifische Training in den jeweiligen regionalen Leistungszentren, die von Sportverbänden geführt werden, erfolgt.

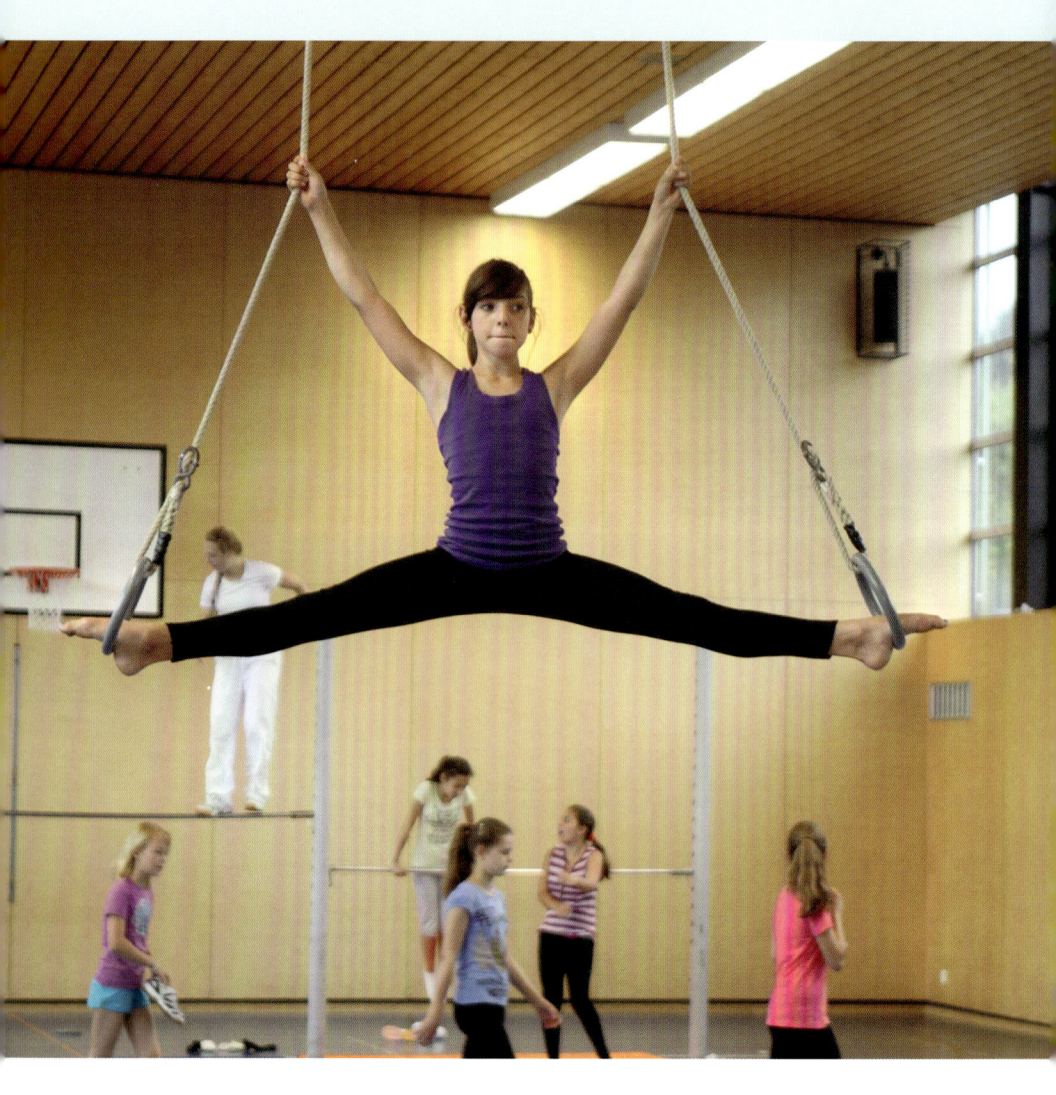

In dritter Priorität langfristig benötigte Angebote:
- Die tägliche Sportlektion gemäss Pestalozzi sollte wieder eingeführt werden. Es könnten drei Lektionen im Klassenrahmen und zwei Lektionen als freiwilliger Schulsport oder Krafttraining durchgeführt werden. Alternativ könnten fünf Sportlektionen pro Woche im Klassenrahmen stattfinden.
- Jede Sportanlage benötigt entweder einen speziellen Kraftraum oder zumindest das Material zum Krafttraining. Dadurch könnte auch das individuelle Training bei Verletzungen oder Wachstumsproblemen gefördert werden.
- Die Ausbildung der Lehrpersonen im Bereich des Krafttrainings muss verbessert werden.
- Die gesamte Juniorenförderung sollte über die Schulen erfolgen. Damit könnte aktive Betreuungszeit gewonnen werden, die Vereine würden entlastet und der Wettkampf unter den Schulen würde entsprechend dem Highschool-Modell der USA intensiviert. Das würde bedeuten, dass Vereine nicht mehr eigene junge Nachwuchssportler ausbilden, sondern die Sportler aus den Schulen rekrutieren. Die Toptalente wären dann an Sportschulen und würden über den Verband trainiert. Die Vereine wären erst ab etwa U18 in der Nachwuchsbetreuung aktiv.

Kapitel 5

Hirn und Hormone steuern Hunger und Bewegungslust

Für die Steuerung der Lebensvorgänge sorgt beim Menschen wie bei jedem Wirbeltier der Kopf, genauer das Gehirn. Die Steuerungszentrale automatischer Prozesse, die das Funktionieren des Individuums betreffen, befindet sich im Zwischenhirn, im sogenannten Hypothalamus. Von dort aus werden Herzschlag, Atmung, Körpertemperatur, Tag-Nacht-Rhythmus, die Fortpflanzung und die Lust dazu und nicht zuletzt auch Hunger sowie Lust auf Bewegung gesteuert. Die Steuerung von Hunger und Bewegungslust findet in ein und demselben Hirnareal statt.

Hunger als Antrieb zu zielgerichteter Bewegung

Nicht nur jedes Tier, sondern auch alle Menschen in jedem Zeitalter der Vergangenheit mussten sich bewegen, wenn sie Hunger hatten, der Höhlenbewohner ebenso wie die Pfahlbauerin, der Karthager wie die Römerin, der Helvetier wie die Germanin. Wie das Tier seine Beute suchen muss, erging es auch den Menschen, ob Jäger oder Sammler, ob antike oder moderne Menschen. Je weiter wir in der Geschichte zurückblättern, Jahrhunderte bis Jahrtausende zurück, desto mehr Muskelarbeit benötigten unsere Vorfahren für die Essensbeschaffung.

Paradebeispiel aus der Tierwelt ist die Wüstenmaus. Sie lebt, wie ihr Name sagt, in der Wüste. Das ist alles andere als eine gemütliche Umgebung,

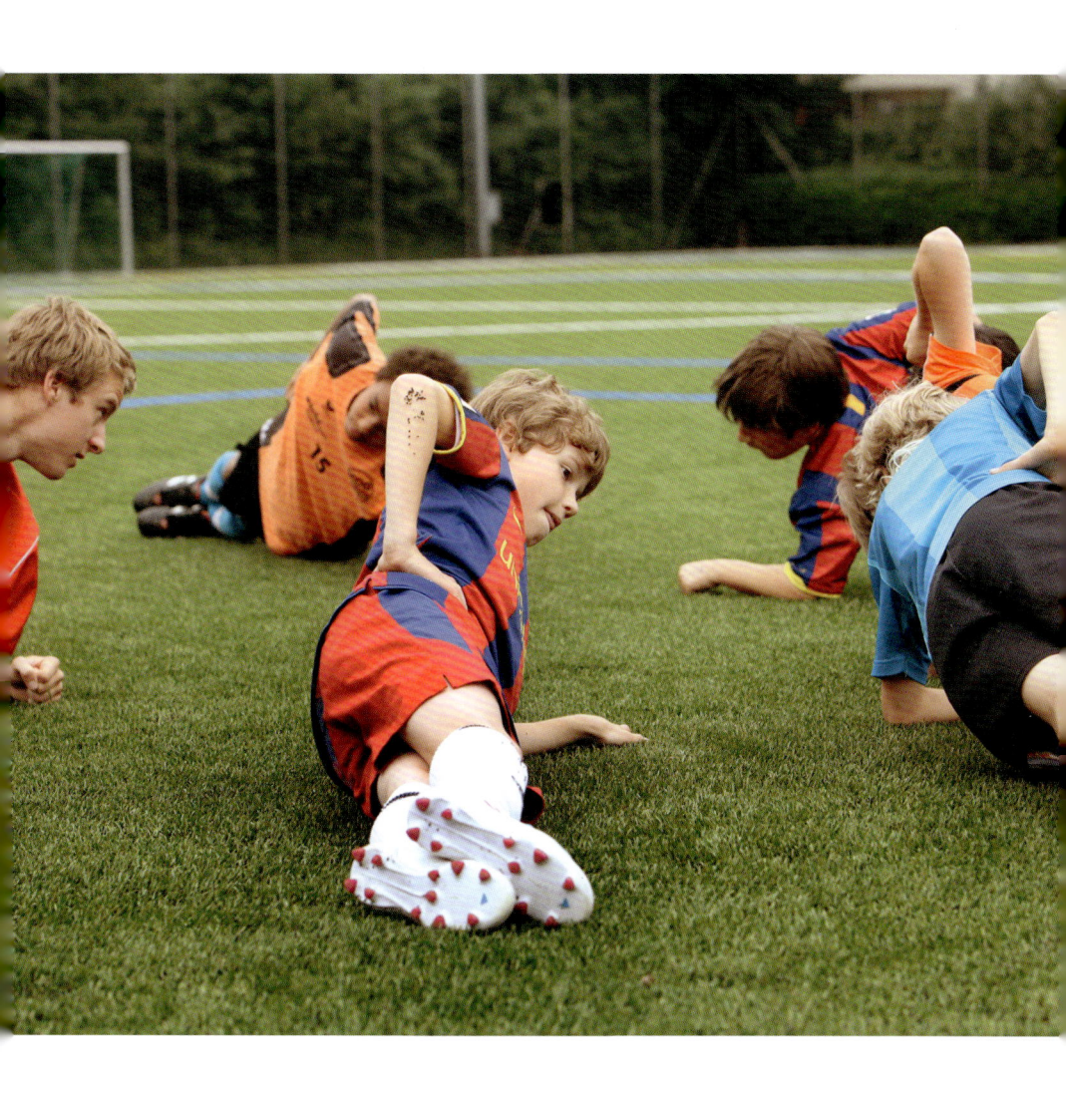

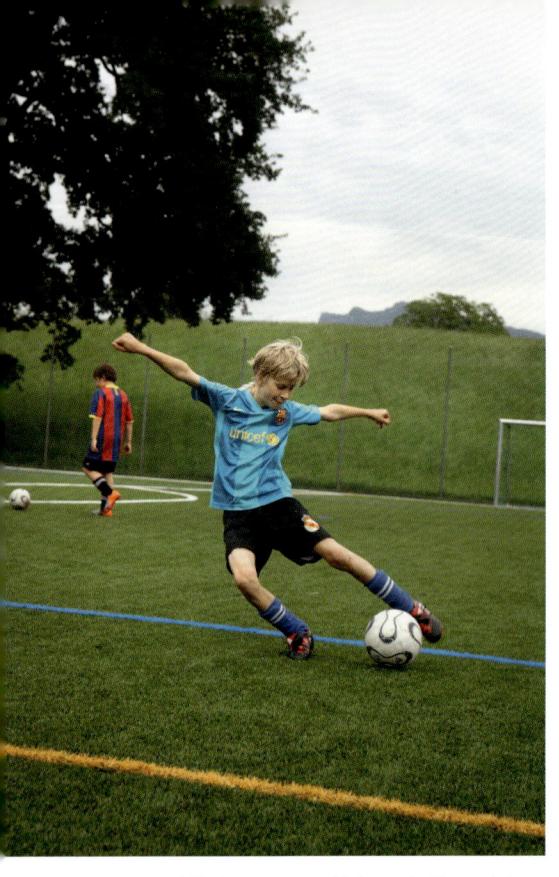

wenn es um das Überleben geht. Da braucht es sehr viel zentrale Rechnerleistung, wir würden vielleicht sagen Intelligenz. Die Wüstenmaus muss weite Distanzen zurücklegen, um etwas zum Fressen zu finden. Sie muss also immer «berechnen», wie gross die Wahrscheinlichkeit ist, dass sie, wenn sie in eine bestimmte Richtung läuft, letztlich etwas Essbares finden wird. Wenn sie sich zu oft verrechnet, verhungert sie. Sie darf sich also nicht ziellos bewegen, um rein zufällig etwas zum Fressen zu finden, sondern sie muss sich an den richtigen Ort bewegen. Auch der Tiger muss zuerst die Stelle finden, wo sich sein Beutetier aufhält. Danach muss er im entscheidenden Moment auch noch geschickt und schnell genug sein, um es nicht entwischen zu lassen.

Höchst erstaunlich verhalten sich auch Elefanten auf ihrer Nahrungssuche. Sie scheinen sogar über einen meteorologischen Sinn zu verfügen. Die Elefantenherde wandert zum Teil über mehr als hundert Kilometer, um in eine Region mit Regen zu gelangen, wo sie auf Trinkwasser und frisches Gras stösst. Die Tiere brechen bereits in die richtige Richtung auf, bevor es am Zielort zu regnen beginnt. Würde sich der Leitbulle verrechnen, könnte dies den Hungertod der ganzen Herde bedeuten. Was ist die Quintessenz daraus? Erstens ist das Beschaffen von Essen zentral für das Überleben. Zweitens wird im Hungerzustand die ganze Kreativität von Individuum und Volk in die Essensbeschaffung investiert. Drittens gibt es ohne Muskeln und Bewegung kein Essen.

Es gibt zwei verschiedene Bewegungsarten zur Essensbeschaffung: Zuerst das etwas nervöse «Umhertigern» mit erhöhter Aufmerksamkeit auf der Suche nach Essen, gefolgt vom gezielten Zugriff auf die Nahrung oder Beute. Das nervöse «Umhertigern» kennen Sie wohl selbst: Nachts weckt Sie der Hunger und Sie «tigern umher», um sich etwas Essbares zu beschaffen. Im Gehirn werden, bewusst und unbewusst, die genauen Pläne für die Essensbeschaffung zusammengestellt und dann auch gemanagt. Zuerst muss das Gehirn aber realisieren, wie dringend die Essensbeschaffung ist. Das Gehirn drückt die Dringlichkeit durch das Hungergefühl aus. Wenn das Gehirn «Hunger» sagt, dann muss es auch die Lust auf Bewegung erhöhen, denn wie beschrieben gibt es ohne Bewegung kein Essen. Jetzt beginnt der Tiger durch die Prärie zu streifen auf der Suche nach Anhaltspunkten, ob irgendwo etwas auf eine mögliche Nahrungsquelle hindeutet. Angesichts der engen Kopplung zwischen Hunger und Lust auf Bewegung ist es nicht erstaunlich, dass dasselbe Hirnareal – oder in der Sprache der Neurologen derselbe Hirnkern – beides steuert und dass die gleichen Hormone an der Regulation beteiligt sind. Hunger veranlasst nicht zu zielloser körperlicher Aktivität. Erinnern Sie sich an das oben erwähnte Beispiel der Wüstenmaus. Zu viel Bewegung im Hungerzustand wäre Energieverschwendung und würde über kurz oder lang zum Hungertod führen.

Zwei überaus potente Hungermacher

Ungenügende Nahrungszufuhr aus irgendeinem Grund, zum Beispiel weil man nicht genug zu essen hat oder weil man freiwillig fastet, bewirkt einen Konzentrationsanstieg von zwei unterschiedlichen Hormonen. Ghrelin, das erste beteiligte Hormon, wurde erst vor rund zehn Jahren entdeckt. Es wird vor allem in der Magenwand gebildet. Seine Konzentration nimmt im Fastenzustand zu, also bei ungenügender Nahrungszufuhr. Ein hoher Ghrelinspiegel im Blut erhöht das schon seit Jahrzehnten bekannte Neuropeptid Y im Gehirn, vor allem im Zwischenhirn. Die beiden körpereigenen Stoffe Neuropeptid Y und Ghrelin sind die stärksten derzeit bekannten Hungermacher. Beide Stoffe lösen auch bei vielen Tieren intensives Futtersuchverhalten aus. Auf einen Mangel an Nahrung reagiert also unser Körper mit vermehrt Ghrelin und Neuropeptid Y mit dem Ziel, uns auf die Suche nach Essen zu schicken. Die beiden Hormone machen uns hungrig im wörtlichen und übertragenen Sinn: nicht nur hungrig aufs Essen, sondern auch hungrig auf Bewegung und Erfolg. Ich habe hier das sehr komplizierte Regulationssystem von Hunger und Bewegung stark vereinfacht dargestellt. Es wäre falsch, aus meiner Darstellung abzuleiten, dass zu dicke Personen oder Leute, die sich zu wenig bewegen, ihre Probleme elegant lösen könnten, indem sie einfach etwas «Anti-Neuropeptid Y» spritzen oder eine «Anti-Ghrelin-Tablette» schlucken.

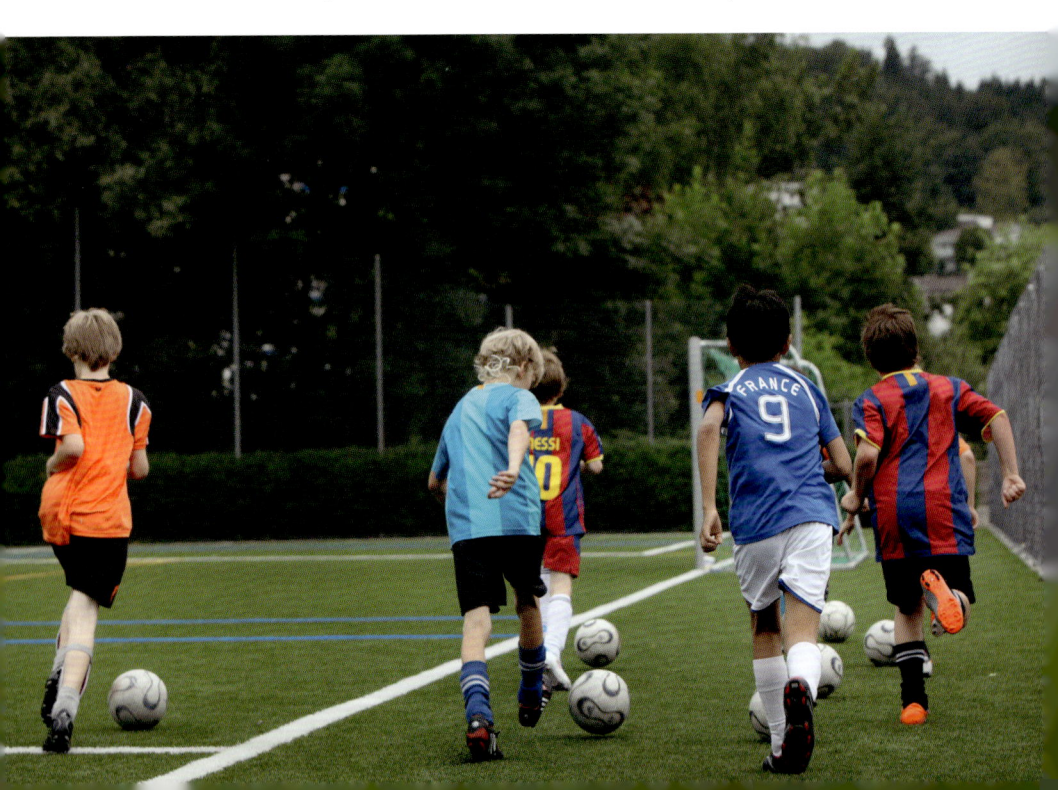

Auch über den Füllungszustand seiner Energiespeicher sammelt der Körper genaue Informationen. Da mag es erstaunlich wirken, dass diese Informationen nicht für die Hungerregulation eingesetzt werden. Die Systeme, die dem Gehirn mitteilen, wie gross die angelegten Fettreserven sind, funktionieren anders als wir modernen Zeitgenossen uns das wünschen würden. Das Hormon Leptin meldet zwar dem Gehirn, insbesondere den Appetitregulationskernen im Zwischenhirn, ganz genau wie viele Kilogramm Fett sich im und am Körper befinden. Das Gehirn setzt diese Information nutzbringend an vielen Stoffwechselfronten ein, verzichtet aber unglücklicherweise darauf, den Hunger zu bremsen. Leider machen auch noch so reichliche Fettreserven den Hunger nicht kleiner. Zwar kommt die Information, dass die Fettlager bereits übervoll oder schon voller als übervoll sind, in unserem zentralen Rechner an, aber dieser verwendet die Information nicht so, wie wir es erwarten. So unglaublich es tönt, doch das Gehirn stoppt den Hunger auch bei übervollen Energiespeichern überhaupt nicht. Offenbar ist das ganze System so angelegt, dass wir möglichst viel Fett ansammeln sollen, damit der Körper auf der sicheren Seite ist. Der Körper denkt nur an die nächste Hungersnot, die bestimmt kommen wird. Unser Hunger-Sättigungs-Programm hat sich über Jahrtausende entwickelt und kümmerte sich immer nur um die bevorstehende Hungersnot. Lange Zeitabschnitte mit Überfluss an Nahrungsmitteln kamen nicht vor.

Weil die Regulation der Energiespeicher, des Hungers und der Bewegung für das Überleben extrem wichtig ist, gibt es auch viele «Back-up-Systeme», also Ersatzkontrollsysteme, die einspringen, wenn das Hauptsystem ausfällt. Es genügt also nicht, lediglich das Hauptsystem zu unterbrechen oder zu hemmen, um den Hunger effizient auszuschalten. Alle Versuche zeigten bisher, dass es nicht gelingt, den Hunger auszuschalten, ohne dabei so viele Systeme lahmzulegen, dass dies nicht mehr mit dem Leben vereinbar wäre. Es gibt kein Medikament, das den Hunger killt. Es gibt auch kein Medikament, das uns zu körperlicher Muskelaktivität bringen könnte. Da müssen wir uns schon selbst durchbeissen.

Für Kinder eignet sich besonders unser Entwicklungsorientiertes Muskeltraining (EOM). Es macht Kinder vor der Pubertät nicht nur stärker, sondern erhöht auch ihre Lust auf Bewegung. Bisher ist noch kein einziges Hormon bekannt, das an der Regulation der Bewegungslust beteiligt ist, während wir bereits etliche Hormone kennen, die bei der Appetitregulation eine Rolle spielen. Unser Team ist sehr neugierig, welche biologischen Regulationsmechanismen bei der Steigerung der Bewegungslust beteiligt sind, und konzentriert sich zurzeit auf die Erforschung der verantwortlichen Hormone. Möglicherweise spielt Ghrelin nicht nur beim Hunger, sondern auch bei der Lust auf Bewegung eine zentrale Rolle. Es ist auch möglich, dass die für Kinder so überaus wichtigen Wachstumsfaktoren an der Regulation der Bewegungslust beteiligt sind.

Kapitel 6

Übergewicht verstehen und vermeiden

Unsere Gesellschaft scheint ihr Potenzial an Aberglauben voll auf das Essen und das Trinken zu lenken. Die Vorstellung, dass man dick werden kann, obschon man nicht mehr isst als der Körper verbraucht, beruht auf reinem Aberglauben. Wissenschaftlich betrachtet folgt die Entstehung von Übergewicht dem physikalischen Gesetz, dass Energie nicht aus dem Nichts entstehen kann. Hinter Übergewicht steckt schlicht und einfach zu viel Hunger und überhöhte Energiezufuhr durch das Essen, ohne dass die Lebensprozesse und die Muskelarbeit die zugeführte Energie verbrauchen. Wie jedes Gleis aus zwei Schienen besteht, sind auch zwei Schienen nötig, um auf dem Gleis der Übergewichts-Vorbeugung ans Ziel zu gelangen. Die eine Schiene verlangt weniger Energieaufnahme durch das Essen und die andere Schiene mehr körperliche Aktivität und höheren Energieverbrauch. Je jünger die von Übergewicht bedrohten Kinder sind, desto leichter gelingt es den Eltern, Ernährungsbeschränkungen durchzusetzen. Nach dem zehnten Geburtstag entgleitet den Eltern meist die Kontrolle über die Ernährung, weil Kinder dann bereits zu selbstständig sind. Im Prinzip gilt, dass mehr Bewegung dem Übergewicht vorbeugt, dass man aber nur durch Reduktion der Nahrungszufuhr abnehmen kann. Kinder sollen deshalb ihren Bewegungsdrang ausleben können.

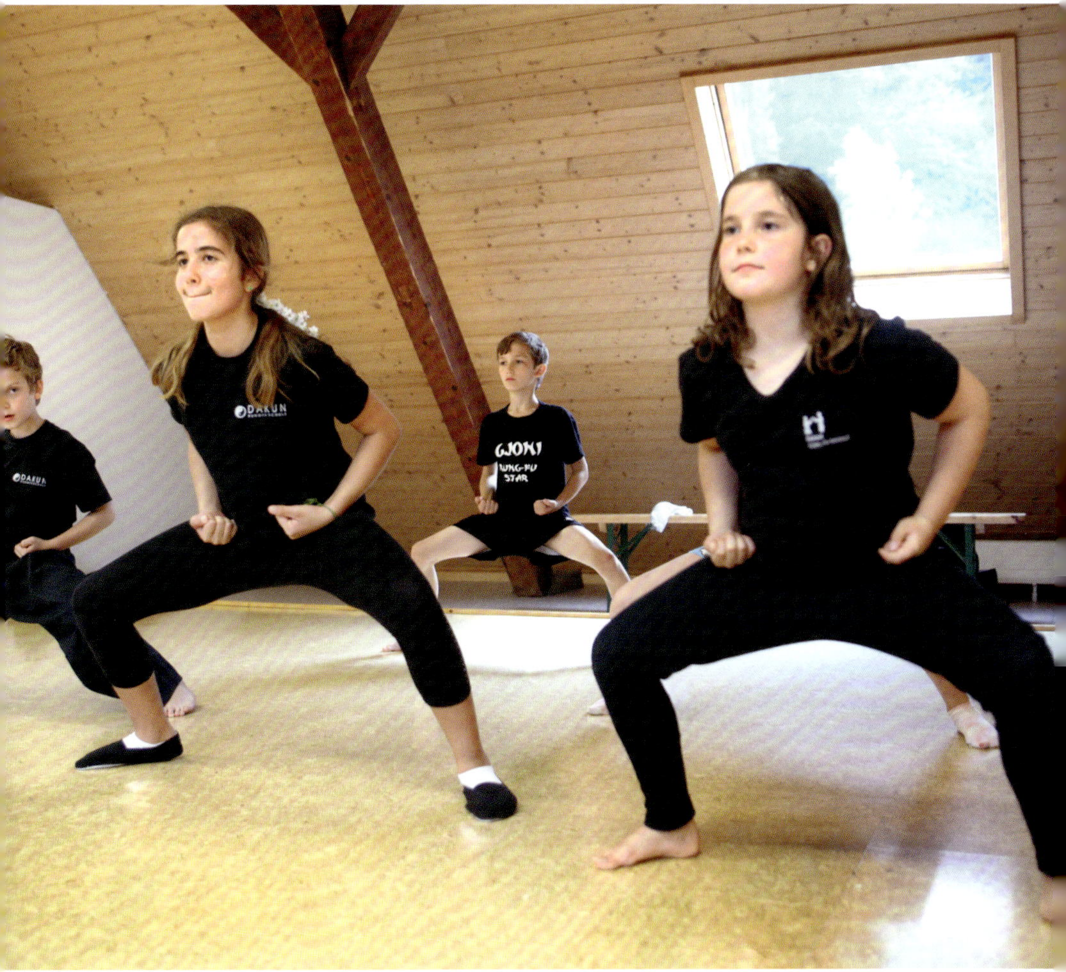
DAKUN
GJOKI
KUNG-FU
STAR
DAKUN

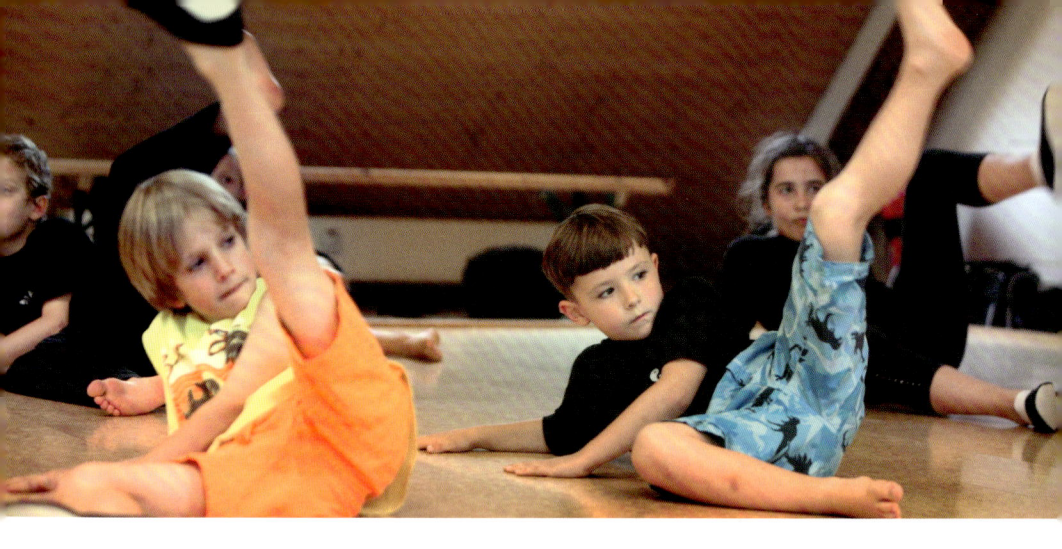

Ständig mit der Nuckelflasche unterwegs

Als einfaches, aber sehr instruktives Beispiel für Ernährungs-Aberglaube greife ich die weit verbreitete, aber gleichwohl dumme Idee auf, dass es unabdingbar sei, im Tag zwei bis drei Liter Flüssigkeit zu trinken, um gesund zu leben. Der Gedanke, dass ihr Kind heute nicht genügend getrunken hat, raubt mancher Mutter den Schlaf. Verstehen Sie mich nicht falsch, ich spreche hier nicht von Säuglingen, sondern von Kindern und Jugendlichen, die glauben, Säuglinge zu sein. Ich spreche auch von jungen Frauen, die mit der Trinkflasche in der Hand spazieren gehen, damit sie auf die empfohlenen zwei bis drei Liter pro Tag kommen. Ich kenne keinen Arzt, der diese Sitte nicht lächerlich, ja absurd findet. Als ob wir keinen Durst und keine Nieren hätten, die sich jeder Situation anpassen können. Wenn der Flüssigkeitsnachschub vorübergehend eingeschränkt ist, konzentrieren die Nieren den Urin und behalten vermehrt Flüssigkeit im Körper zurück und wir bekommen Durst. Wenn dagegen sehr reichlich getrunken wird, verdünnen gesunde Nieren den Urin und scheiden vermehrt Flüssigkeit aus dem Körper aus und wir haben keinen Durst.

Muss der Bauer seinen Kühen vielleicht vorschreiben, welche Menge Flüssigkeit sie pro Tag zu trinken haben? Die Flüssigkeitsregulationssysteme aller Säugetiere sind praktisch identisch. Wir unterscheiden uns in dieser Hinsicht nicht von den Kühen. Das ist kein Scherz. Mir kommt es vor, als sei dieses Trinkgebot der beste Marketing-Gag aller Zeiten, erfunden oder zumindest vorsichtig unterstützt von der Getränkeindustrie. Die Idee stammt wie viele moderne Ideen, gute wie dumme, aus dem Leistungssport. Es leuchtet ein, dass Marathonläufer oder Fussballspieler, die bei 30 Grad im Schatten ein Weltmeisterschaftsspiel austragen, mit der Zufuhr von Flüssigkeit kaum nachkommen. Weil sie sehr schnell sehr viel Flüssigkeit verlieren, gelingt es dem Magen-Darm-Trakt unter Umständen nicht, ausreichend Flüssigkeit aufzunehmen, um die Verluste auszugleichen, wenn das Flüssigkeitsangebot verspätet eintrifft. Im normalen Leben geschieht das aber nicht. Wenn wir zu wenig trinken, bekommen wir Durst. Der Durst fordert uns auf zu trinken, bis er gestillt ist – dann ist alles wieder in Ordnung. Der Rest ist nichts als Aberglaube. Weshalb weiss das Allgemeinpublikum darüber nicht Bescheid? Weil manche Journalisten dem Volk den Aberglauben immer wieder neu verkünden, wohl wissend, dass jeder das am liebsten liest, was er sich bereits früher einmal angelesen hat, damals als bereits eine andere Journalistin die Sache aufs Tapet brachte.

Beim Dickwerden gelangt mehr hinein als hinaus und zu viel bleibt drin

Ich möchte gleich zu Beginn klarstellen, dass es die Hormonstörungen, die dick machen, eigentlich nur in der Theorie gibt. Theoretisch könnten Unterfunktionen der Schilddrüse oder Überfunktionen der Nebennierenrinde zu Übergewicht führen. Aber beide Störungen sind sehr selten und verraten sich zudem in der Regel durch andere Symptome, nicht durch Übergewicht. Grundsätzlich gilt, dass Übergewicht immer die Folge eines Ungleichgewichts ist zwischen Energiezufuhr und Energieverbrauch. Eine zu hohe Energiezufuhr bedeutet zu viele Kalorien und ist immer durch zu viel Hunger bedingt. Viele Mütter beteuern, ihr übergewichtiges Kind esse keineswegs besonders viel. Dass dies der Grund für das Übergewicht ist, halten diese Mütter für ausgeschlossen. Wenn Eltern felsenfest dieser Auffassung sind, kann ich nichts mehr ausrichten. Es ist dann aussichtslos, weiter darüber zu diskutieren, denn wir haben es mit reinem Aberglauben zu tun.
Jeder moderne Mensch hat sich während seiner Schulzeit mit Physik beschäftigt. Im Physikunterricht wird gelehrt, dass Energie nicht von selbst entstehen kann. Energie kann nur aus der einen Form in eine andere überführt werden. Wenn man es aber schaffen würde, dick zu werden ohne mehr zu essen als man verbraucht, dann hätte man das Unmögliche möglich gemacht und neue Energie geschaffen. Übergewicht bedeutet definitionsgemäss zu viel Fettgewebe, nicht zu viel Muskelmasse. Bei Übergewicht ist der

Body-Mass-Index (BMI) erhöht. Der BMI korrigiert gewissermassen das Gewicht in Bezug auf die Körpergrösse und zwar unabhängig davon, ob Muskeln oder Fett das Gewicht beisteuern. Die Ansicht, dass für Übergewicht zu schwere Knochen verantwortlich seien, beruht immer auf einem Irrtum.

Wenn mehr Energie, also mehr Nahrung, zugeführt wird als verbraucht wird, dann wird diese Energie zur Hauptsache in Form von Fettgewebe gespeichert. Man könnte sagen, dass das Fettgewebe als praktisch unerschöpflicher, hoch effizienter Enegiespeicher eigentlich die Krone der Schöpfung darstellt. Dieser ideale Energiespeicher ist jedem noch so modernen Akku weit überlegen. Eine Autobatterie ist praktisch gleich schwer, ob sie nun ganz mit Energie gefüllt, also vollständig geladen, oder ohne jegliche Energie, also ungeladen, ist. Dazu kommt, dass sie nach ein paar Jahren ersetzt werden muss. Unser Fettgewebespeicher hat jedoch immer das Gewicht, das der aktuell gespeicherten Energie entspricht, wobei jedes Gramm Fett neun Kilocalorien (kcal) Energie entspricht. Wenn die gespeicherte Energie wegen einer Hungersnot aufgebraucht ist, müssen wir keinen Energiespeicher mehr mit uns herumschleppen – das nenne ich höchste Energieeffizienz und beste Gewichtsoptimierung!

Das Wunder des unbeschränkt wachsenden Energietanks

Man könnte sagen, dass Übergewichtige einfach das Pech haben, in der falschen Zeit zu leben. In früheren Jahrhunderten galt Übergewicht als schön, solange die überwiegende Mehrheit der Leute zu wenig zu essen hatte. Zudem waren diejenigen Menschen und Tiere, welche sich in guten Zeiten einen grossen Energiespeicher anessen konnten, während schlechten Zeiten im Vorteil. Sie überlebten nicht nur länger, sondern waren auch länger fruchtbar – ein besonders wichtiger Aspekt. Viele Wissenschaftler nehmen an, dass dies der Grund ist, weshalb bei der Mehrheit der Menschen in den Genen die Tendenz verankert ist, in Zeiten des Überflusses schnell übergewichtig zu werden.

Ganz allgemein kann man sagen, dass der Energiehaushalt – also die Art und Weise, wie der Körper mit der Energie «haushaltet» – asymmetrisch angelegt ist. Der Energiehaushalt lässt Untergewicht nicht zu, hat aber nichts einzuwenden gegen Übergewicht. Deshalb kommt Untergewicht in Zeiten des Überflusses seltener vor als Übergewicht. Auch Sie achten zweifellos darauf, dass Ihr Öltank zu Hause nie leer wird. Leer darf er nie sein, ganz voll

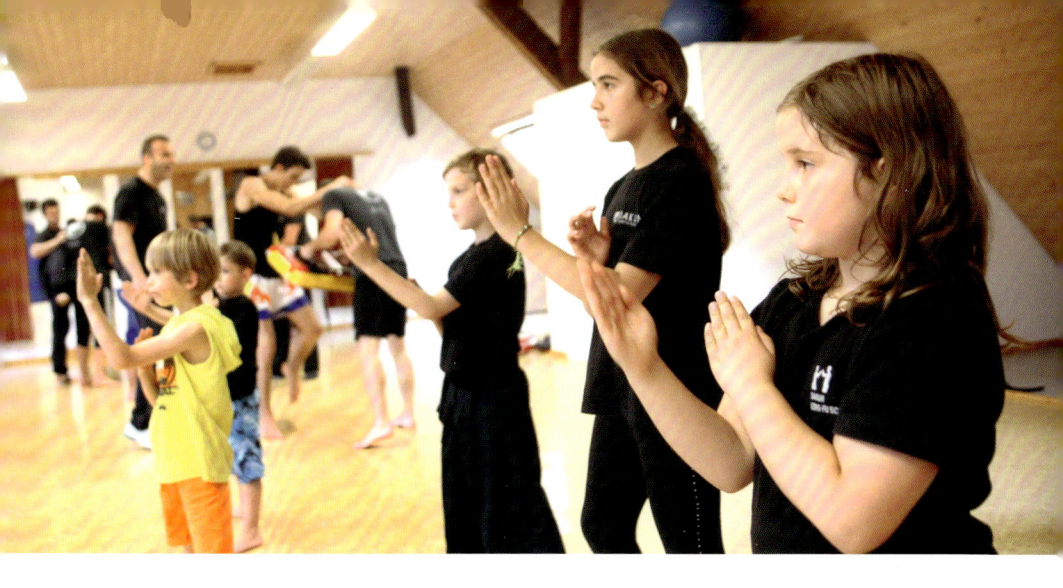

dagegen schon. Ein leerer Tank bedeutet, dass es im Haus kalt werden wird. Analog bedeuten leere menschliche Energiespeicher, dass der Körper kalt wird und der Mensch vor dem Tod steht. Leere Energiespeicher sind eine Katastrophe, volle Energiespeicher bedeuten dagegen Sicherheit.
Zweifellos füllen Sie Ihren Tank in Zeiten des Überflusses auf, weil Öl dann billig ist. Wenn er nur halbvoll ist, aber die Zeiten günstig sind und das Öl billig, dann füllen Sie Ihren Tank wieder randvoll. Wäre die Wand elastisch, würden Sie wahrscheinlich den Tank noch etwas mehr mit billigem Öl füllen. Diesen Gefallen macht Ihnen der Öltank leider nicht. Anders das Fettgewebe, dessen Speicher nie randvoll sind. Je besser die Zeiten sind, desto mehr Reserven können angelegt werden, der «Tank» des Fettgewebes wächst problemlos mit, gerade so als wäre er elastisch. Ob es sich um 10 kg oder um 100 kg Reservefett handelt, problemlos wird der benötigte Platz zur Verfügung gestellt. Und es kommt noch besser. Wenn der Energiespeicher von 10 kg auf 100 kg zunimmt, muss auch die Tragkonstruktion verstärkt werden, um dem Mehrgewicht gewachsen zu sein. Tatsächlich werden die Knochen verstärkt und insbesondere auch die Muskeln. All dies geschieht völlig automatisch. Mit zunehmendem Gewicht des Energiespeichers werden Muskeln und Knochen stärker beansprucht. Beide Systeme reagieren mit einer Zunahme ihrer Masse, ihrer Kraft und Stabilität. Wird der Energiespeicher wieder kleiner und leichter, was beim willentlichen Abnehmen geschieht oder in früheren Jahrhunderten und Jahrtausenden bei jeder Hun-

gersnot geschah, kann auch die Tragkonstruktion wieder schwächer werden. Muskelmasse und Knochen werden wieder abgebaut. Der Körper ist sogar darauf aus, den Energiegehalt des abgebauten Knochen- und Muskelmaterials gewissermassen zu rezyklieren, indem er die darin enthaltene Energie zurückgewinnt.

Mit vollen Energiespeichern der Hungersnot die Stirn bieten
Sie sind jetzt damit vertraut, dass der Energiehaushalt von Mensch und Tier asymmetrisch angelegt ist – dass Untergewicht Gefahr und Fett Sicherheit bedeutet. Die Sache ist für die Wissenschaft eindeutig. Während Jahrtausenden und Jahrmillionen beherrschte Hungersnot das Leben von Mensch und Tier, zumindest was die allgemeine Bevölkerung betraf. Mehrere wissenschaftliche Untersuchungen wiesen eindeutig nach, dass die Hungersnot während der ganzen Menschheitsgeschichte das vorherrschende Prinzip war, sowohl in der Alt-Steinzeit, in der Jung-Steinzeit, bei den Persern, den Babyloniern, in Mesopotamien, in den südamerikanischen Hochkulturen, bei den alten Griechen, im alten Ägypten und auch im chinesischen Reich. Nirgends gab es während längerer Zeit einen Nahrungsmittelüberfluss. Sogar das als aussergewöhnlich fruchtbar geschilderte Niltal war sehr anfällig für Hungersnöte, wenn die Überschwemmungen des Nils nicht zur richtigen Zeit stattfanden. Die biblische Geschichte schildert die Hungersnot in Ägypten anschaulich. Eindrücklich ist auch die Zahl der Hungersnöte in Europa. Zwischen 500 und 1500 nach Christus, also im Zeitraum von tausend Jahren, gab es in Frankreich 75 und in England 95 grosse Hungersnöte und dazu noch zahlreiche kleinere, lokale Hungersnöte. Sie kosteten

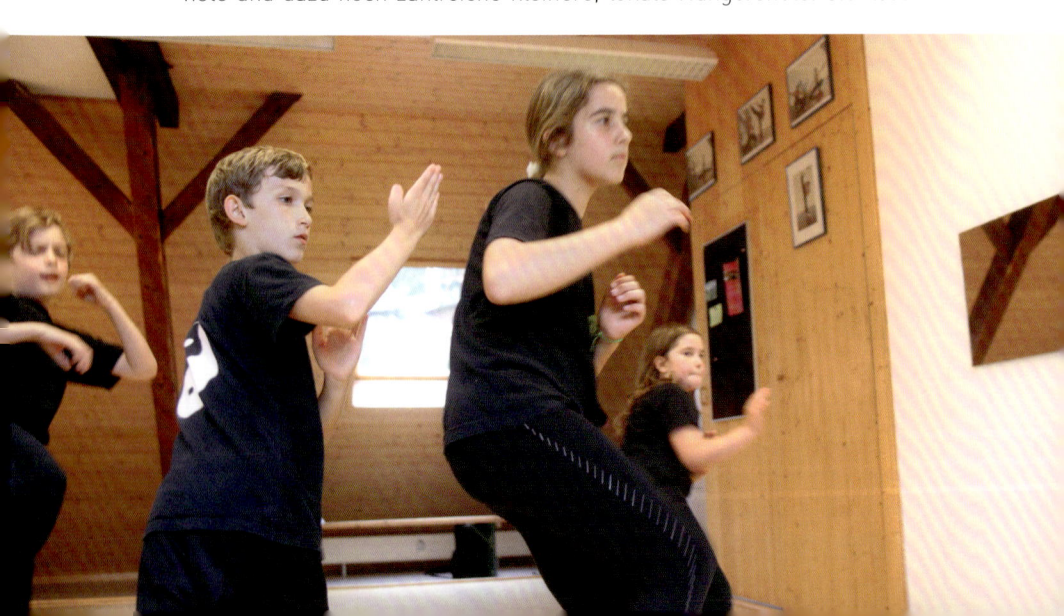

Millionen von Menschen das Leben. Zusätzlich wurde noch der Transport von Esswaren durch Kriege behindert. In China sind in verschiedenen Regionen 90 Hungerjahre pro 100 Jahre dokumentiert. Auch heute noch ist das Angebot an Nahrungsmitteln für mehr als 50 Prozent der Weltbevölkerung unzureichend.

Wenn in den Genen zu viel Hunger steckt

Übereinstimmend bestätigen alle neueren wissenschaftlichen Studien, dass die Tendenz zu Übergewicht vererbt wird. Man nimmt heute an, dass mit einer 80-prozentigen Wahrscheinlichkeit bereits bei der Geburt feststeht, ob ein Kind in seinem späteren Leben mit Übergewicht zu kämpfen hat, natürlich nur in einer Überflussgesellschaft wie der unseren. Man kennt sogar Gensequenzen, die fast immer zu Übergewicht führen oder die bei Übergewichtigen viel häufiger zu finden sind als bei Normalgewichtigen. Man geht heute davon aus, dass es sich bei der Vererbung der Tendenz zu Übergewicht eigentlich fast nur um Vererbung des gesteigerten Hungers handelt. Weil der Hunger im Zwischenhirn mit der körperlichen Aktivität verknüpft ist, kommt zum gesteigerten Hunger noch eine Reduktion der Lust auf Bewegung hinzu.

Die Vorbeugung gegen Übergewicht beginnt damit, die Problematik des Übergewichts zu verstehen, die ich hier ausführlich dargelegt habe. Die mit Abstand beste Prävention des Übergewichts bleibt uns leider verwehrt. Am wirksamsten könnten wir uns gegen Übergewicht schützen, wenn wir uns passende Eltern aussuchen könnten, in deren Herkunftsfamilien keine übergewichtigen Personen bekannt sind. Wenn beispielsweise beide Eltern übergewichtig sind, dann ist die Wahrscheinlichkeit für das Kind bereits über 80 Prozent, dass es später einmal übergewichtig wird. Dazu kann es bereits in den ersten Lebensjahren kommen oder mit acht bis zehn Jahren, in der Pubertät oder auch erst sehr viel später. Es gibt da keine genauen Spielregeln. Ob Personen mit vererbter Tendenz dick werden, hängt immer von zwei veränderlichen und beeinflussbaren Faktoren ab, einerseits von der Energiezufuhr, also der Ernährung, und andererseits vom Energieverbrauch, also von der körperlichen Aktivität. Für die körperliche Aktivität und die Lust auf Bewegung werden bereits in den ersten Jahren der Kindheit sehr wichtige Weichen gestellt. Doch es ist auch nachher nie zu spät! Allerdings ist es aussichtslos, Bewegungsmuffel – ob Sohn oder Tochter – in den Turnverein, ins

Karate oder in den Fussballverein zu schicken. Kinder können Sport nur freiwillig treiben, nur wenn sie Freude daran haben und wenn sie es aus eigenem Antrieb tun. Günstige Umstände und Möglichkeiten, um den Bewegungsdrang und den Spieltrieb ungehindert ausleben zu können, sind in den entscheidenden ersten Lebensjahren das A und O. Das Kind braucht keine Nachhilfestunden, keinen Personaltrainer, sondern nur eine verständnisvolle Person, die mit ihm nach draussen geht, die sich Zeit nimmt und dem Kind auch erlaubt, mit dreckigen Klamotten heimzukommen und vielleicht auch einmal mit Hundekot an den Schuhen. Waldwege sprechen Erwachsene an, Kinder sollten sich dagegen abseits der Wege mitten im Wald tummeln dürfen. Im Wald, im Park, auf dem Spielplatz – hier finden Kinder Anregung für Bewegungsspiele aller Art.

Eltern als Ernährer und zugleich Bremser beim Essen

Wenn ein Säugling Hunger hat, schreit er und macht so die Mutter auf den Hunger aufmerksam, weil er noch nicht sprechen kann. Die Mutter gibt dem Säugling die Brust und stillt ihn, bis er wieder still, ruhig und zufrieden ist. Auch wenn er dabei dick wird, muss der Säugling gestillt werden, denn es ist unsinnig, ihn durch halbes Stillen nur halb still werden zu lassen. Aber später können Eltern zu ihren älteren Kindern beim Essen «stopp!» sagen. Überspitzt formuliert sind Kinder vor dem Schulalter nur dann dick, wenn die Eltern dies zulassen. In dieser Altersgruppe, und auch noch im Kindergarten, sind die Kinder völlig von den Eltern abhängig. Sie würden verhungern, wenn sie von den Eltern nichts zu essen bekämen, wie traurige Beispiele belegen.

Die Betreuungsperson, die Mutter, der Vater haben es in der Hand, zu sagen «jetzt ist genug!». «Nein» ist überhaupt das wichtigste Wort in der Erziehung. Natürlich auch das schwierigste, denn in der Regel gibt's dann Krach. Wie schwierig das «Nein» ist, kann man täglich an den Kassen der Grossverteiler oder der Tankstellenshops studieren, wo viele Süssigkeiten ausgestellt sind, weil dort alle Kunden warten müssen. So kann die Schwäche der Kunden ausgenutzt werden, denen es schwerfällt, zu ihren Kindern und zu sich selbst «nein» zu sagen. Dort leiden die Kinder und mehr noch die Eltern, die genau wissen, dass sie «nein» sagen sollten, dies aber vor der Tribüne eines ganzen Geschäftes nicht schaffen. Ich habe es selbst auch nur selten geschafft. Trotzdem ist es sehr wichtig, nicht aufzugeben: «Nein, jetzt gibt es kein Eis, du kannst aber einen Apfel haben.» Oder man kann ein weniger energiereiches Wassereis anbieten statt einer Superkalorienbombe mit Schokoladeüberzug.

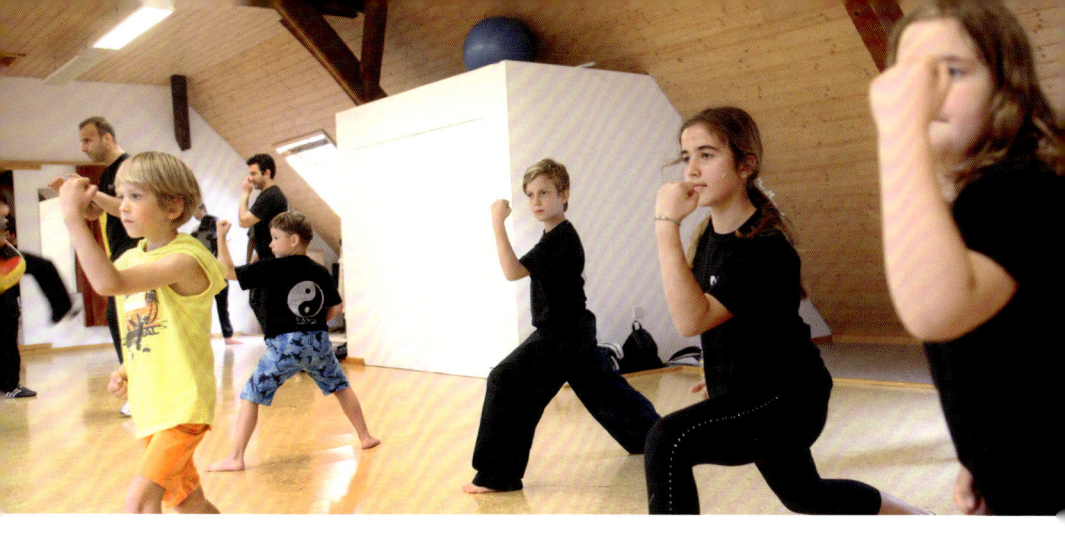

Es gibt Mütter, die überzeugt sind, dass sie nur gesunde Nahrungsmittel verwenden, und die deshalb nicht verstehen können, wie ihr Kind übergewichtig wurde. Sie berücksichtigen nicht, dass die Menge der Nahrungsmittel entscheidend ist. Zu viel Vollkornbrot zu essen, macht nicht weniger dick als zu viel Weissbrot. Auch gesunde Früchte können Übergewicht verursachen, wenn stark zuckerhaltige Fruchtsorten in zu grossen Mengen gegessen werden. Beispielsweise enthält ein Pfund Trauben wesentlich mehr Zucker als ein Pfund Äpfel.

Wie erfahren Eltern, dass bei ihrem Kind eine Tendenz zu Übergewicht besteht und dass sie es beim Essen bremsen müssen? Zuerst gilt es, in den Herkunftsfamilien der Eltern nachzuforschen, ob etliche Personen übergewichtig sind oder waren. Aufschlussreich sind des Weiteren die Entwicklungskurven des Kindes. Die Gewichtskurve, in der das Gewicht des Kindes aufgrund regelmässiger Messungen in Abhängigkeit vom Alter eingetragen wird, zeigt allerdings nur bedingt, ob ein Kind übergewichtig oder schlank ist. Ein grösseres Kind ist natürlich schwerer als ein kleineres Kind gleichen Alters, ohne dass es deshalb dicker sein muss. Die Frage, ob ein Kind dick oder dünn ist, hängt also auch von seiner Grösse ab. Deshalb wurde der Body-Mass-Index (BMI) entwickelt. Der BMI wird berechnet, indem das Körpergewicht in Kilogramm durch die Grösse in Metern geteilt wird und das Resultat gleich nochmals durch die Grösse in Metern geteilt wird. Auch der BMI nimmt mit dem Alter automatisch zu. Um erkennen zu können, ob ein Kind zu viel oder zu wenig an Gewicht zunimmt, braucht es deshalb Perzentilenkurven. Dabei handelt es sich um Vergleichskurven Gleichaltriger. Die 50. Perzentilenkurve markiert die Entwicklung des durchschnittlichen BMI mit zunehmendem Alter der Kinder.

In unserer Grafik verwenden wir Perzentilenkurven der Zürcher Longitudinalstudie. Ein Body-Mass-Index oberhalb der 50. Perzentile sagt aus, dass das Kind in Bezug auf seine Altersgenossen überdurchschnittlich schwer ist – und zwar unabhängig davon, ob seine Körpergrösse für sein Alter gross oder klein ist. Steigt die BMI-Kurve eines Kindes mehr an als die 50. BMI-Perzentilenkurve, dann nimmt es überproportional zu. Der BMI sagt aber nichts aus über die Körperzusammensetzung. Üblicherweise steigt der BMI an, weil das Körperfett zunimmt. Seltener kann der Anstieg auch auf eine Zunahme der Muskulatur zurückzuführen sein, weil das Kind neu mit Krafttraining begonnen hat.

Wenn das Kind zu schwer wird, dann sollten es die Eltern beim Essen bremsen. Aber bereits wenn ein Kind, ob Sohn oder Tochter, 8- bis 10-jährig ist, funktioniert die elterliche Bremse immer schlechter. In unserer Welt ist Essen allgegenwärtig. Zu naschen gibt es bei Grossmüttern, Nachbarinnen, Kollegen und Kolleginnen, aus dem Kühlschrank zu Hause, aus dem versteckten Plätzchenvorrat im Kleiderkasten der Eltern. Sobald der Sohn oder die Tochter autonom und selbstständig geworden sind, stehen Eltern beim Bremsen der Essgelüste auf verlorenem Posten. Heute wissen die meisten Konsumenten recht genau, welche Nahrungsmittel einen besonders hohen Energiegehalt aufweisen. Im Zweifelsfall hilft ein Blick auf die Nährwertdeklaration auf Verpackungen weiter. Ziel ist es, einem Kind, das bereits übergewichtig geworden ist oder auf dem Weg dazu ist, möglichst kalorienarme Nahrungsmittel zu geben. Darüber wären afrikanische Mütter in Dürreregionen höchst erstaunt. Sie wären froh, ihren Kindern Nahrung mit hohem Energiewert, also mit vielen Kalorien, geben zu können. Allerdings sind auch in Europa erst etwa 70 Jahre verstrichen, seit der Hunger letztmals grossflächig regierte.

Das Gewicht halten und dabei schlanker werden

Ist es wirklich nötig, Kalorien zu zählen? Obschon es mühsam erscheint, kann es sich lohnen, während zwei bis drei Tagen alles aufzuschreiben, was

Name: _____ Geb. Dat: _____

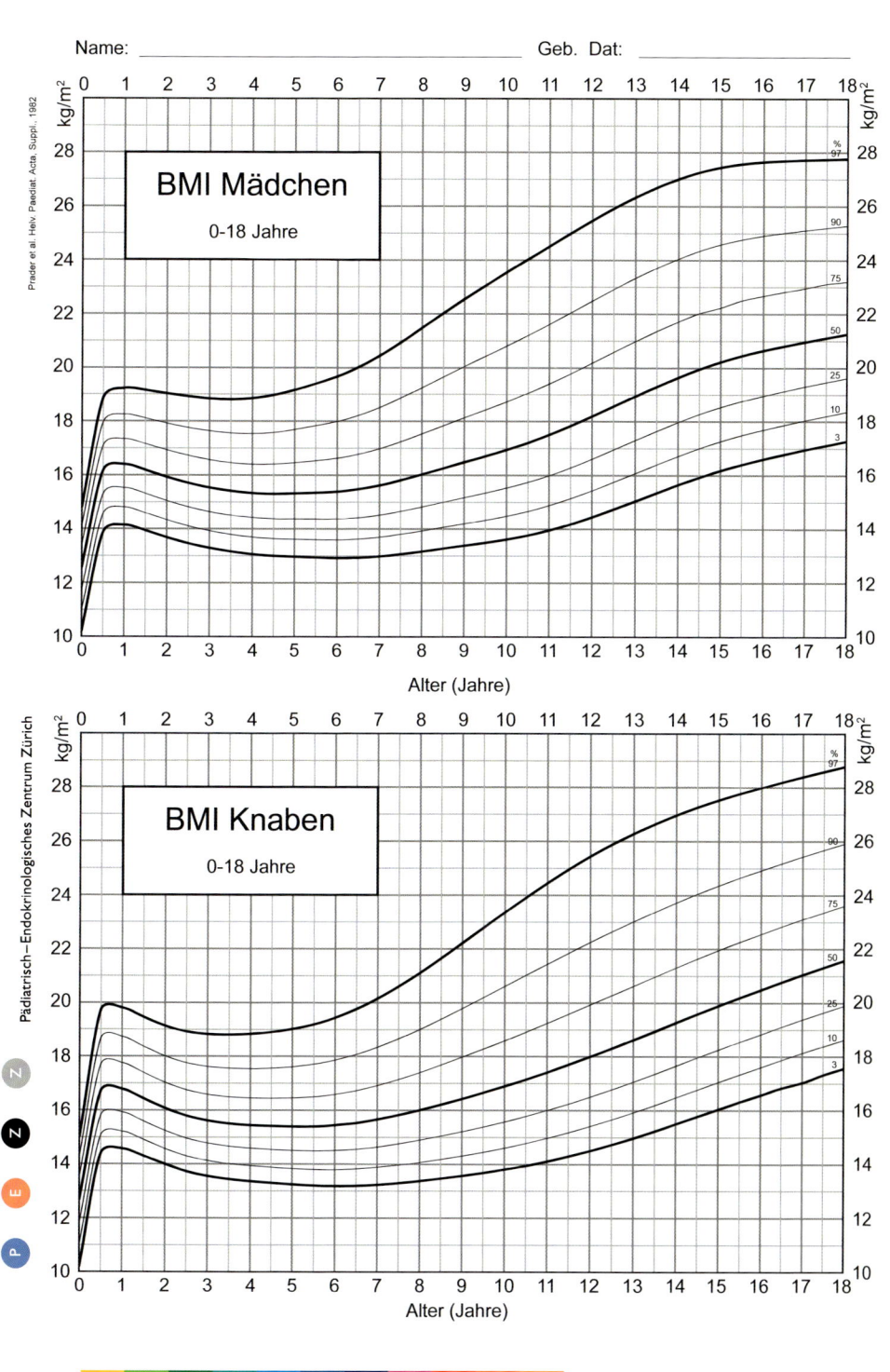

BMI Mädchen
0-18 Jahre

Alter (Jahre)

BMI Knaben
0-18 Jahre

Alter (Jahre)

Ihr Kind isst und trinkt. Zusammen mit einer Ernährungsberaterin können Sie aufgrund Ihrer Notizen herausfinden, wo die grössten Ernährungsprobleme liegen. Dass übergewichtige Kinder sehr viel mehr essen als schlanke Kinder, ist ein falsches Vorurteil. Die Unterschiede bei der Energieaufnahme mit dem Essen sind relativ gering. Denken Sie auch daran, dass in der Regel beim Aufschreiben das eine oder andere Häppchen unberücksichtigt bleibt. Recht oft kommt es vor, dass die Ernährungsberaterin sagt, dass die notierten Mengen an Nahrungsmitteln das Übergewicht des Kindes nicht erklären können. Manche Eltern vermuten dann, dass wohl eine Stoffwechselstörung dahinterstecken müsse, und melden ihr Kind beim Kinder-Hormonspezialisten an. Und wenn dieser nichts Entsprechendes findet, geht die Odyssee oft weiter vom einen zum andern Sachverständigen, bis schliesslich irgendein Quacksalber eine Ursache für das Übergewicht des Kindes erfindet und meist gleich noch eine teure Behandlung vorschlägt. Vernünftig betrachtet, ist die Sache aber sehr einfach: Es gibt keine Stoffwechselstörung, welche bewirken könnte, dass jemand an Gewicht zunimmt, ohne zu viel zu essen, also ohne dass die Energiezufuhr den Energieverbrauch übertrifft. Falls Sie das nicht glauben, empfehle ich Ihnen das Kapitel «Hirn und Hormone steuern Hunger und Bewegungslust» nochmals zur Lektüre.

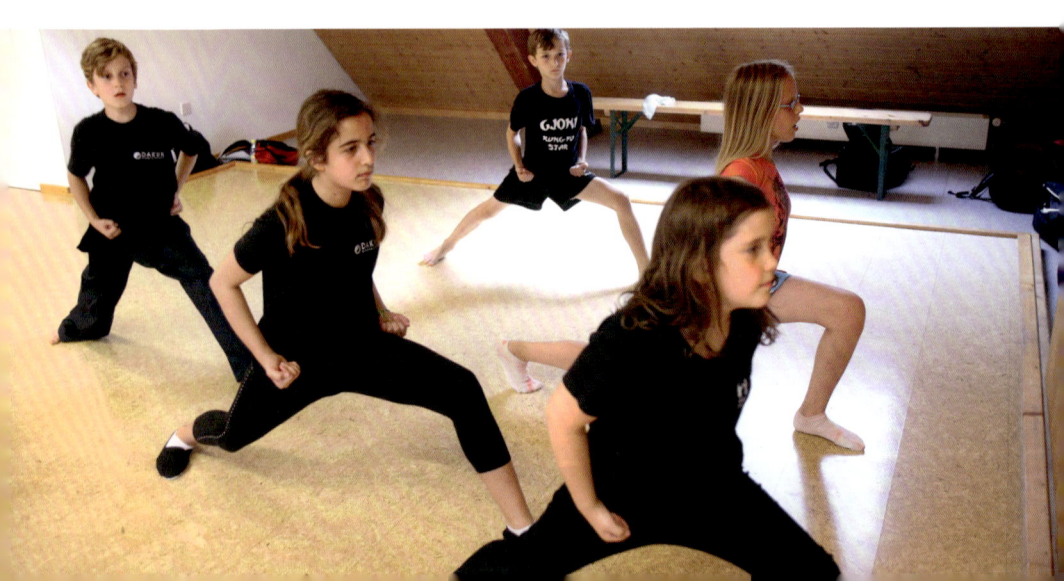

Das Ernährungsprotokoll während zwei bis drei Tagen ist für die Mutter auch hilfreich, um Änderungen vorzunehmen. Wenn das Kind wirklich übergewichtig ist (BMI oberhalb der 95. Perzentile), dann könnte das Ziel darin bestehen, das Gewicht nicht mehr weiter ansteigen zu lassen. Dies führt über kurz oder lang dazu, dass das Kind schlanker wird, weil es ja wächst. Zusammen mit der Mutter gehe ich das Ernährungsprotokoll durch, um herauszufinden, wo etwas weggelassen werden könnte, ohne dass es allzu stark «schmerzt». Dass Verzichten weh tut, ist klar. Wenn Abnehmen einfach wäre, gäbe es zweifellos kaum mehr dicke Leute, denn Betroffene leiden unermesslich unter ihrem Übergewicht.

Ich empfehle, das Kind jede Woche oder alle 14 Tage immer an demselben Wochentag zu wägen, die Messwerte aufzuschreiben und die Ernährung entsprechend anzupassen. Sollte das Gewicht weiter zunehmen, muss die Kalorienzufuhr solange etwas gesenkt werden, bis das Gewicht konstant bleibt. Es gibt zwei Möglichkeiten zur Kalorienreduktion: Man kann die Gesamtmenge reduzieren oder ein bestimmtes Nahrungsmittel durch eine ähnliche, aber weniger kalorienhaltige Alternative austauschen. Die meisten Kinder merken keinen Unterschied, wenn ihr Milchgetränk (zum Beispiel Ovomaltine) statt mit Vollmilch mit fettreduzierter Milch oder sogar mit Magermilch angerührt wird. Aber verraten Sie keinesfalls Ihren Trick!

Die Vorlieben unserer Kinder beim Essen torpedieren manchmal die Bemühungen um das Schlankerwerden, wenn beispielsweise weder Gemüse noch Früchte akzeptiert werden. Doch wenn ein Kind eine Speise nicht mag, müssen Eltern das, wie ich meine, wohl oder übel akzeptieren, denn sonst drohen harte Kämpfe mit wenig Aussicht auf Erfolg. Leider bleiben bei älteren Kindern, wie schon erwähnt, all die wohlgemeinten Interventionen der Eltern zwecks Gewichtsreduktion meist erfolglos. Die Kinder wehren sich, es setzt bitterböse Szenen ab und schliesslich wird der Hunger ausser Haus gestillt.

Ungefähr ab Mitte Pubertät nimmt der Leidensdruck bei Übergewichtigen so stark zu, dass Jugendliche sich manchmal selbst motivieren können, weniger zu essen. Es kommt vor, dass eine erfolgreiche Kooperation zwischen dem kochenden Elternteil, meist der Mutter, und dem Jugendlichen möglich ist. Die Mutter bietet kalorienreduzierte Mahlzeiten an (z. B. Fleisch und Gemüse). Entscheidend für den Erfolg ist aber, dass Jugendliche selbst dafür die Verantwortung tragen, was und wie viel sie letztlich essen. Sonst ist ein unproduktiver Abnützungskampf zwischen Eltern und Kind zu befürchten.

Ich kann nicht genug betonen, dass mehr Bewegung dem Übergewicht vorbeugt, dass man aber nur durch Reduktion der Nahrungszufuhr abnehmen kann. Weil Abnehmen so schwierig ist, ist es so wichtig, dass die Kinder vom Kleinkindesalter an möglichst viele Gelegenheiten zu Spiel und Bewegung erhalten. Es gibt viele Anhaltspunkte, die zeigen, dass dies das Bewegungsverhalten während des ganzen Lebens nachhaltig beeinflusst.

Kapitel 7

Entwicklungsorientiertes Muskeltraining ist kindgerechtes Krafttraining

Weshalb sollen Kinder neuerdings ihre Muskeln speziell trainieren? Vielleicht denken Sie, dass für Kinder kein Bedarf dazu besteht, da sie ohnehin schon viel zu unruhig sind und tagaus tagein herumtollen. In diesem Kapitel lege ich dar, weshalb Krafttraining für Kinder und Jugendliche wichtig ist. Ich zeige auch, dass es keineswegs gefährlich ist. Es handelt sich aber nur dann um eine sehr sichere Trainingsform, wenn die Übungen dem Alter und Entwicklungsstand von Kindern und Jugendlichen angepasst sind und wenn Betreuer und Trainer über eine gute Ausbildung und über genügend Wissen und Erfahrung mit Kinderkrafttraining verfügen. Das Entwicklungsorientierte Muskeltraining EOM, das am PEZZ entwickelt wurde, ist eine sichere und effektive Form von Krafttraining, die den Entwicklungsstand jedes Kindes individuell berücksichtigt.

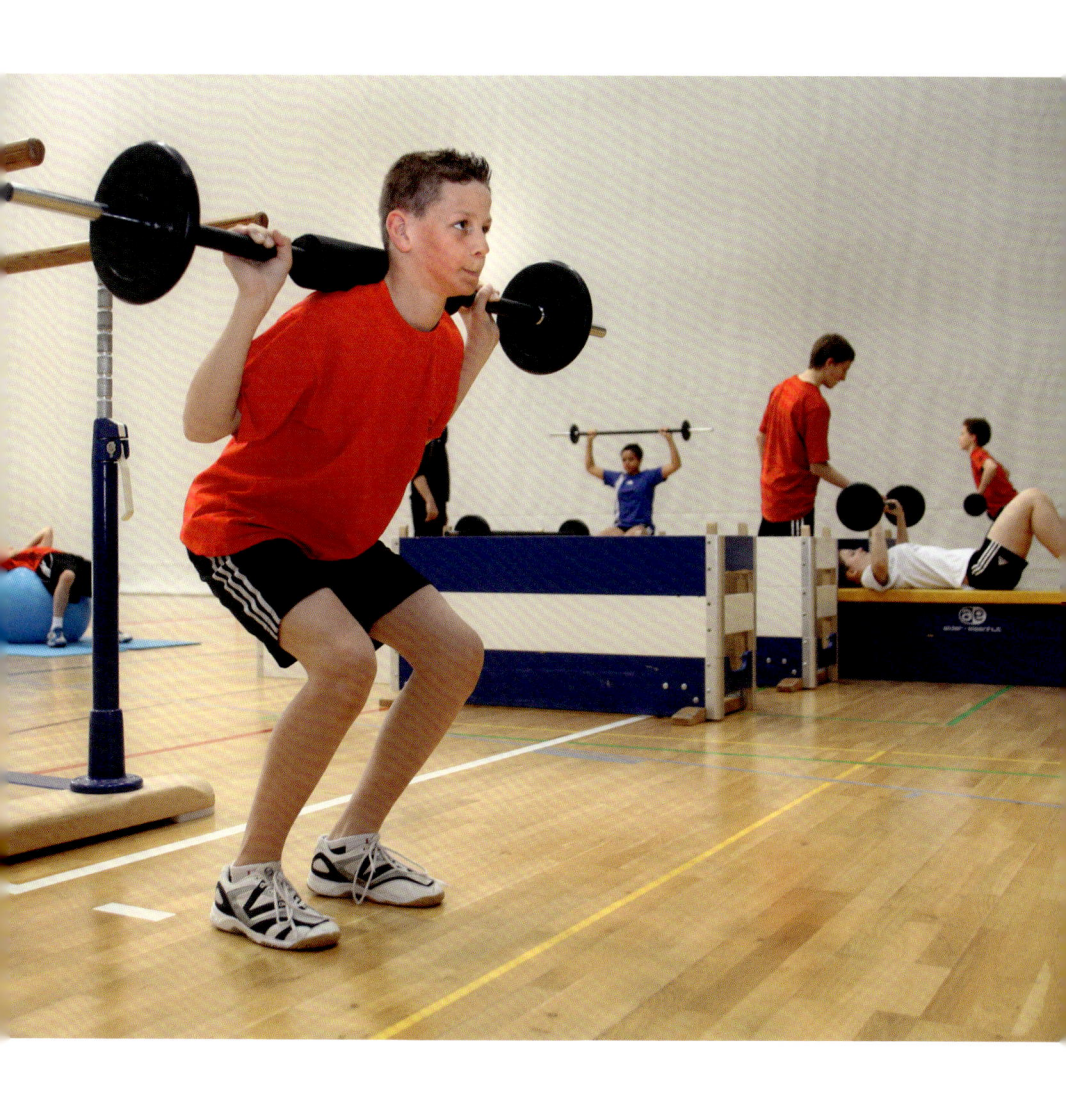

Ohne Muskelkraftanstrengung ist heute Essen auf Schritt und Tritt verfügbar
In den letzten 60 Jahren hat sich das Leben in mancher Hinsicht dramatisch verändert. Zumindest in den wohlhabenden Ländern leben wir in einem noch nie dagewesenen Ernährungsüberfluss. Essen ist verglichen mit den anderen Ausgaben einer Familie deutlich günstiger geworden. Halbfertige und ganz fertige Mahlzeiten von guter Qualität, nicht nur für den Gaumen, sondern auch für die Gesundheit, sind überall erhältlich und müssen nur noch kurz in der Mikrowelle gegart werden. Fast an jeder Ecke werden zudem Mahlzeiten und Zwischenverpflegungen angeboten, die man im Gehen oder auf einer Parkbank am See verzehren kann, sei es ein Nussgipfel, eine Bratwurst, ein halbes Hähnchen, ein Hamburger, Pommes, ein Salat mit Shrimps aus dem Plastikgeschirr, Maa-Meh, Frühlingsrollen, ein Rindfleischspiess, Eis in allen Farben und von jedem Geschmack, Maroni, dazu ein Prosecco, ein Bier, eine Cola. Die ganze Stadt ist zu einem grossen Restaurant geworden. Nicht dass mich das stören würde! Ich kritisiere nicht, ich stelle nur fest.
Noch vor 60 Jahren brauchte es Millionen von Muskelstunden, geleistet von Millionen von Personen, die mit ihrer Muskelkraft arbeiteten, damit sie selbst und alle andern essen konnten. Die Felder wurden vorbereitet, es

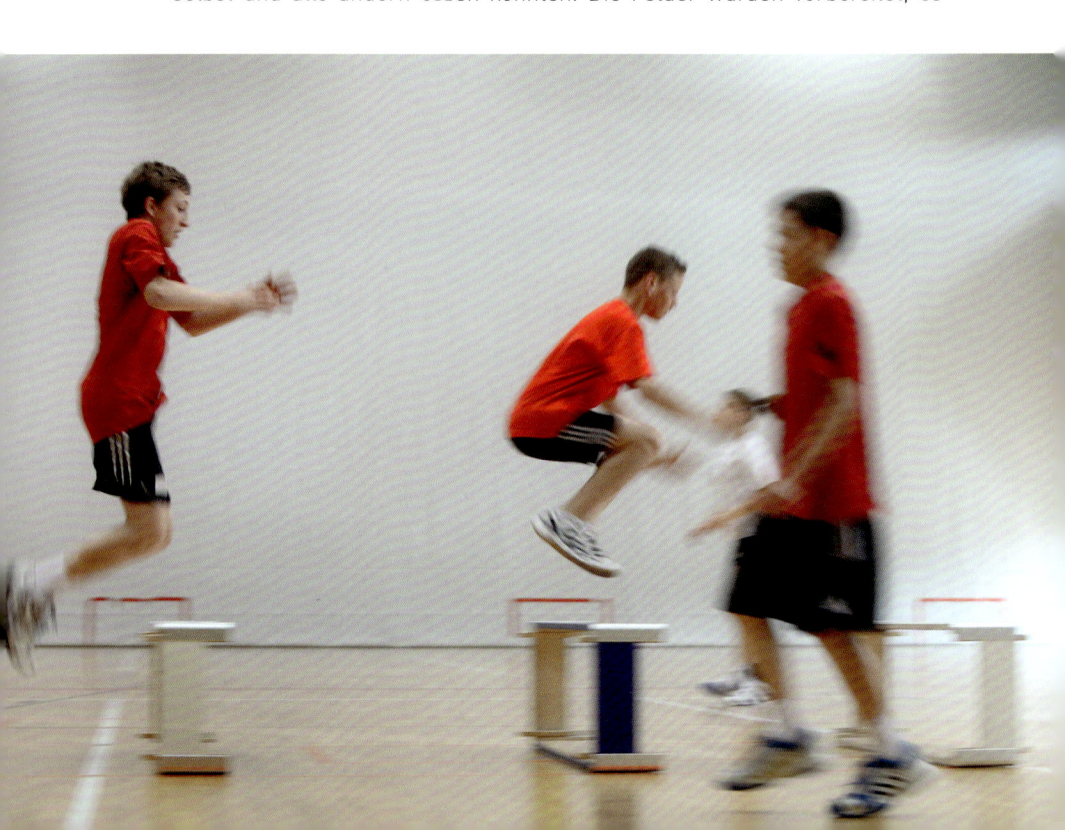

wurde gesät, gepflegt, geerntet. Das Korn wurde gedroschen, die Kartoffeln verlesen. Tiere wurden gezüchtet, gepflegt und verpflegt, gehütet, auf die Alp getrieben, transportiert, getötet, zerlegt, konserviert und für den Verkauf vorbereitet. Auch in der Küche wurde weitgehend von Hand gearbeitet, ohne Mixer, ohne Abwaschmaschine. Vielleicht wurde der Herd noch mit Holz betrieben, das mit Muskelkraft aus dem Wald in die Küche geliefert wurde. Die Gesellschaft funktionierte hauptsächlich dank der Muskelkraft der ganzen Bevölkerung. Auch die Kinder mussten überall mithelfen und sie legten ihren Schulweg zu Fuss oder mit dem Fahrrad zurück. Heute fehlt es uns an Bewegung, wir brauchen unsere Muskeln viel weniger oder gar nicht mehr. Das gilt nicht nur für Personen, die in Büros arbeiten, sondern auch für Handwerker, die allerlei Maschinen bedienen, statt wie früher ihre Muskelkraft einzusetzen. Muskelkraft wird weitgehend durch maschinelle Kraft ersetzt.

Vielleicht denken Sie, das Gehirn sei für den Menschen am wichtigsten. Ich denke, dass die Muskeln am wichtigsten sind, nicht das Gehirn. Muskeln machen den grössten Teil des Körpers aus. Zu etwa 50 Prozent besteht der Körper eines Durchschnittsmannes aus Muskeln und zu etwa 30 Prozent bei einer durchschnittlichen Frau. Die Muskeln haben viele verschiedene Aufgaben. Sie führen alle Bewegungen aus, sie stabilisieren unsere Gelenke und die Wirbel der Wirbelsäule, sie verbrauchen den Blutzucker. Muskeln besitzen nur dann ihre normale Kraft und Grösse, wenn sie gebraucht und belastet werden, kurzum wenn wir sie trainieren. Ohne Gebrauch werden sie klein und schwach und können ihre Aufgaben nicht mehr erfüllen. Weil die Bewegungen langsamer werden, gelingt es beispielsweise nicht mehr, bei einem Unfall den Kopf einzuziehen oder die Arme zum Schutz einzusetzen. Weil die Gelenke und Wirbel zu wenig stabilisiert werden, nützen sich die Gelenke und Bandscheiben verstärkt ab mit der Gefahr von frühzeitiger Arthrose und Bandscheibenvorfall. Der Blutzucker und die Blutfette werden nicht mehr ausreichend verwertet, sodass Erkrankungen drohen wie Typ-2-Diabetes, Arteriosklerose und Herzinfarkt.

Weil wir unsere Muskeln im Alltag immer weniger brauchen, hat die Muskelmasse und damit auch die Fitness nicht nur des durchschnittlichen Erwachsenen, sondern auch des durchschnittlichen Kindes deutlich abgenommen. Um gesund zu bleiben, ist es also unerlässlich, die Muskeln gezielt zu trainieren und zu belasten. Verschiedene Formen des Krafttrainings wurden entwickelt, um bei möglichst geringem Zeitaufwand einen möglichst grossen Trainingseffekt für möglichst viele Muskeln zu erzielen.

Verletzungsgefahr beim Muskeltraining?

Aus Angst vor Verletzungen und möglichen Spätschäden stehen Eltern dem Krafttraining für Kinder manchmal skeptisch gegenüber. Doch das Konzept des Krafttrainings für Kinder und Jugendliche ist bereits gut erprobt und wissenschaftlich erforscht. Es wurde schon vor Jahrzehnten – etwa 1970 – erfolgreich in den USA eingeführt. Bereits 1985 erschienen erste Richtlinien der NSCA (National Strength and Conditioning Association) unter Beteiligung verschiedener Universitätsinstitute und Universitätskinderkliniken. Letztmals wurden die Richtlinien 2009 überarbeitet.

Was halten amerikanische Kinderärzte vom Krafttraining? Experten der amerikanischen Kinderärztegesellschaft (American Academy of Pediatrics) publizierten im Jahr 2001 Empfehlungen für Kinderärzte, die im Hinblick auf Krafttrainingsprogramme bei der Beratung von Kindern und Jugendlichen zu beachten sind. Die Empfehlungen für das Krafttraining von Kindern und Jugendlichen umfassen folgende Punkte:

- Krafttrainingsprogramme für Kinder und Jugendliche sind sicher und effizient, falls kindgerechte Techniken und entsprechende Sicherheitsvorkehrungen befolgt werden.
- Kinder und Jugendliche sollten wettkampfmässiges Gewichtheben und Bodybuilding vermeiden, bis sie die körperliche Reife und die Knochenreife erreicht haben.
- Bevor ein Krafttrainingsprogramm begonnen wird, sollte eine medizinische Untersuchung durch einen Kinderarzt durchgeführt werden. Er kann eine Abklärung bei einem Sportmediziner, der sich mit verschiedenen Methoden des Krafttrainings auskennt und Risiken und Wirkungen bei Kindern und Jugendlichen kennt, vorschlagen.
- Zur allgemeinen Verbesserung der Gesundheit sollte Ausdauertraining mit einem Krafttraining verbunden werden.
- Krafttrainingsprogramme sollten Aufwärm- und Erholungsphasen beinhalten.
- Gezielte Krafttrainingsübungen sollten zuerst ohne Gewicht geübt werden. Sobald die Übung technisch richtig durchgeführt wird, kann sie mit stufenweise erhöhten Gewichten durchgeführt werden.

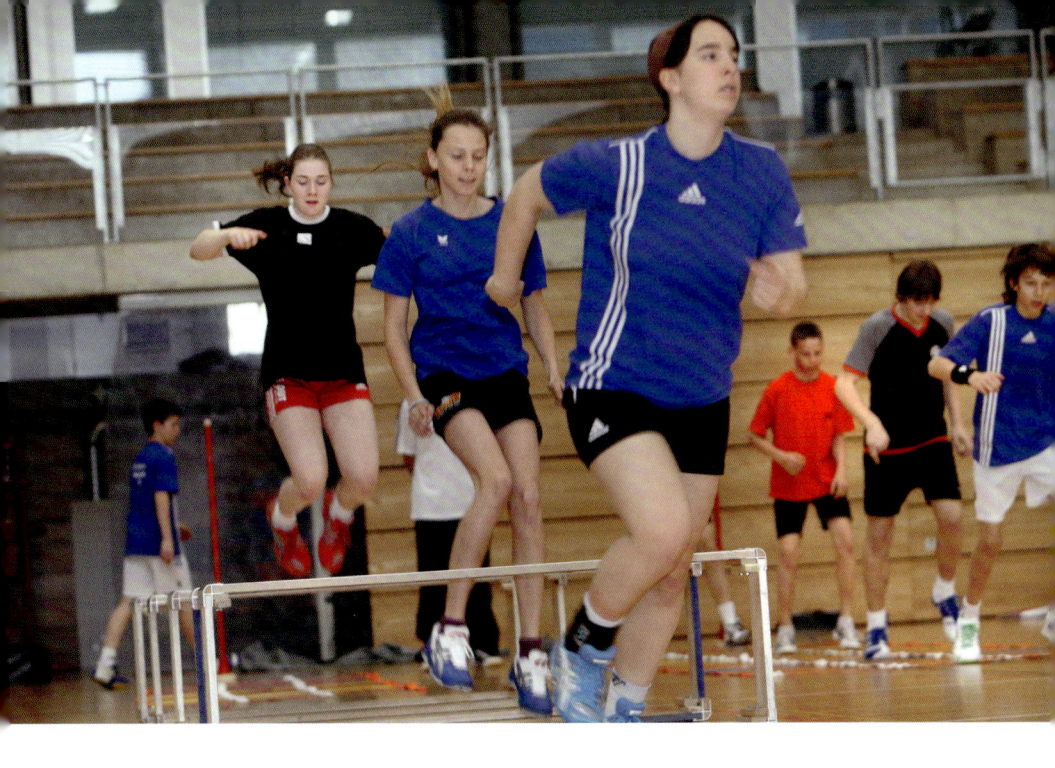

- Bei einer spezifischen Übung sollte das Gewicht oder der Widerstand nicht erhöht werden, bevor diese Übung mit dem bestehenden Gewicht oder Widerstand mit 8 bis 15 Wiederholungen ausgeführt werden kann.
- Ein allgemeines Krafttrainingsprogramm sollte alle wichtigen Muskelgruppen berücksichtigen und den gesamten Bewegungsapparat trainieren.
- Jedes Anzeichen einer durch Krafttraining verursachten Verletzung oder Krankheit sollte abgeklärt werden, bevor das Training weitergeführt wird.

(Quelle: American Academy of Pediatrics, Committee on Sports Medicine and Fitness: Strength training by children and adolescents, Pediatrics 2001; 107: 1470-1472)

In Europa gibt es noch keine Krafttrainingszentren für Kinder und Jugendliche, die über genügend Wissen und Erfahrung hinsichtlich der körperlichen und psychologischen Entwicklung von Kindern und Jugendlichen verfügen. Der Einbezug spezialisierter Kinderärzte ist nach Meinung der amerikanischen Fachgesellschaften unabdingbar.

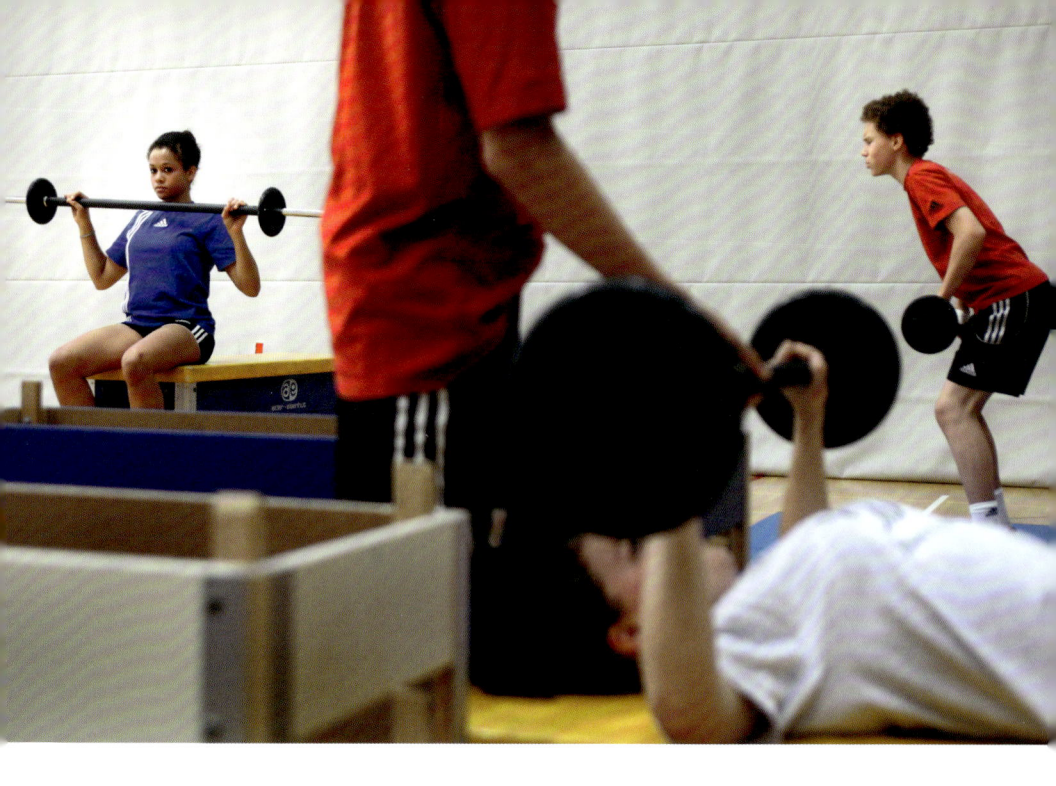

Viele wissenschaftliche Untersuchungen zeigen, dass es bezüglich Verletzungen viel gefährlicher ist, Sport zu treiben als ein Krafttraining zu absolvieren. Kinder und Jugendliche sind im normalen Sportbetrieb und bei ihren Freizeitaktivitäten sogar grösseren Kräften ausgesetzt als bei maximalem Krafttraining. Beispielsweise wurden in einer amerikanischen Studie insgesamt 1576 Verletzungen untersucht. American Football, Basketball und Fussball waren für 20 Prozent, 15 Prozent und zwei Prozent der Verletzungen verantwortlich, Krafttraining nur für 0,7 Prozent. Zu Verletzungen kam es beim Krafttraining durch Unfälle (z. B. Hantel fällt auf den Fuss), durch ungenügende Trainingstechnik sowie bei allzu aggressivem Aufladen von Gewichten. Ungenügende Überwachung und Betreuung durch die Trainer spielte bei allen Verletzungen eine zentrale Rolle. In der Studie konnten nur akute Verletzungen und mittelfristige Schäden beurteilt werden, weil die Beobachtungszeit zur Klärung der Frage von Langzeitschäden nicht ausreichte. Es ist aber naheliegend, dass der Sport auch im langfristigen Verlauf viel gefährlicher ist als das Krafttraining und dass der Sport auch wesentlich häufiger für langfristige, chronische Schäden verantwortlich ist, vor allem wenn die Muskeln für die Ausübung des Sports ungenügend trainiert wurden. Frühzeitige Kräftigung der Muskeln ist die beste Vorbeugung gegen spätere Arthrosen. Besonders gefährdete Gelenke wie Knie und Hüften können durch einen starken Muskelmantel nicht nur besser geschützt, sondern auch besser zentriert werden. Starke Muskeln reduzieren Reibung und Abrieb des Gelenkknorpels, der ähnlich einem Teflonüberzug die Oberflächen der Knochen überzieht, die das Gelenk bilden.

Beim Krafttraining von Kindern und Jugendlichen entstehen akute Verletzungen praktisch nur bei ungenügender oder falscher Trainingstechnik, beispielsweise wenn exzessives Gewicht aufgeladen wird oder wenn Trainingsgeräte und Trainingsmaschinen verwendet werden, die für Kinder und Jugendliche nicht geeignet sind. Besonders ins Gewicht fallen ungenügende Betreuung und Überwachung, zumeist weil das Personal mangelhaft ausgebildet ist, über zu wenig Wissen und Erfahrung mit Kindern und Jugendlichen verfügt oder sich nicht genügend engagiert. Für ein Krafttraining von Kindern und Jugendlichen gelten andere Voraussetzungen als für das Erwachsenentraining. Erwachsene trainieren in den heute verfügbaren Trainingszentren weitgehend auf sich selbst gestellt und allein. Viele Maschinen sind so gut gebaut, dass Erwachsene praktisch keine Fehler machen können. Aber Kinder und Jugendliche verhalten sich bekanntlich anders als Erwachsene. Das beginnt damit, dass sie oft sehr viel ehrgeiziger, ohne Rücksicht auf Verluste, trainieren und dass sie Müdigkeit und Erschöpfung weniger wahrnehmen. So kann es geschehen, dass sich ein Jungendlicher dermassen viel Gewicht auflegt, dass ein Knochen bricht oder eine Sehne reisst. Eine falsch ausgeführte Hantelübung kann eine Verletzung im Bereiche der Wirbelsäule provozieren. Eine besonders grosse Gefahr geht von den Kraftmaschinen aus, weil diese auf eine Mindestkörpergrösse von 150 cm oder mehr ausgelegt sind. Wenn Kinder oder kleinere Jugendliche solche Maschinen benutzen, belasten sie ihre Muskulatur nicht so, wie es sich der Erbauer der Maschine vorgestellt hat.

Das vom PEZZ konzipierte Entwicklungsorientierte Muskeltraining EOM erfüllt die skizzierten Sicherheitsanforderungen ideal, weil es vor Überbelastungen und Falschbelastungen schützt, indem die Übungen und Belastungen entwicklungsorientiert ausgewählt werden. Das EOM wurde in Schulen und im Training von Eishockey-Junioren eingesetzt und wissenschaftlich evaluiert.

Wie nützlich ist das Muskeltraining?

Dutzende von Studien belegen den Nutzen des Krafttrainings für Kinder und Jugendliche. Bei genügend intensivem Krafttraining, das genügend oft und genügend lange durchgeführt wird, übersteigt die Kraftzunahme bei Kindern und Jugendlichen deutlich die lediglich auf Grund von Wachstum und Pubertätsentwicklung zu erwartende Kraftzunahme. Je nach Altersgruppe, Motivation und Einsatz kann mit einer Zunahme der Kraft von 20 bis 50 Prozent nach acht- bis zwölfwöchigem progressivem Krafttraining gerechnet werden. Erwartungsgemäss hängt die Zunahme der Kraft stark vom Geschlecht und der Pubertätsentwicklung ab. Bei Kindern vor der Pubertät ist die geringste Zunahme zu erwarten.

Viele Formen des Krafttrainings sind möglich. Es gibt unterschiedliche Übungen mit unterschiedlichem Gerät. Die Dauer der Pausen, die Belastungen und die Wiederholungshäufigkeit der Übungen können verschieden festgelegt werden. Unterschiedliche Formen der Anpassung an das Alter und den Entwicklungsstand der Kinder und Jugendlichen können eingesetzt werden. Übungen können mit Gewichten, nur mit der Hantelstange ohne Gewicht oder lediglich mit dem Gewicht des eigenen Körpers (Eigengewicht) wie zum Beispiel bei Liegestützen oder beim Felgaufschwung durchgeführt werden.

Das Entwicklungsorientierte Muskeltraining EOM wurde als spezielle Form des Krafttrainings für Kinder und Jugendliche von den Kinderärzten und Sportlehrern des PEZZ zusammengestellt. Für jede Altersgruppe und jeden Entwicklungsstand sieht das EOM spezifische Übungen mit definierter Dauer, Wiederholungszahl und Pausen vor. In unseren Studien bei den Eishockey-Junioren von GCK-Lions und in den Schulen von Zollikon konnten wir zeigen, dass das EOM nicht nur sicher, sondern auch effizient ist. Bei den GCK-Lions nahm die Kraft in der Altersgruppe der 12- bis 15-Jährigen um 25 % zu und in den Schulen in den Altersgruppen der 10- bis 14-jährigen Mädchen und Knaben um 27 % mehr als bei den Kindern der Kontrollgruppe. Die Zunahme der Kraft erfolgt durch Anpassungen im Nervensystem. Die einzelnen Muskelfasern werden von den Nerven besser eingesetzt (rekrutiert) und koordiniert und auch schneller aktiviert. Es wäre falsch anzunehmen, dass mehr Muskelkraft gleichbedeutend ist mit mehr Muskelmasse. Es ist durchaus möglich, dass die Kraft zunimmt, ohne dass die Muskeln dabei dicker werden. Die Zunahme der Kraft beruht auf verbesserter Rekrutierung der vorhandenen Muskelfasern.

Wir konnten zudem als erste Forschungsgruppe weltweit in mehreren Studien zeigen, dass unsere Form des Krafttrainings, das EOM, nicht nur die Kraft erhöht, sondern auch die Lust auf Bewegung und die spontane körperliche Aktivität stimuliert. Durch EOM nimmt die Muskelmasse, vor allem bei Kindern vor der Pubertät sowie bei Mädchen und Frauen, nicht automatisch zu, denn wir betreiben nicht Bodybuilding! Die Muskelmasse nimmt in der Regel erst dann zu, wenn die Blutspiegel des männlichen Geschlechtshormons Testosteron bei Knaben und jungen Männern im Verlauf der Pubertätsentwicklung ansteigen, wobei die Hoden gewissermassen erlaubtes, natürliches Doping betreiben.

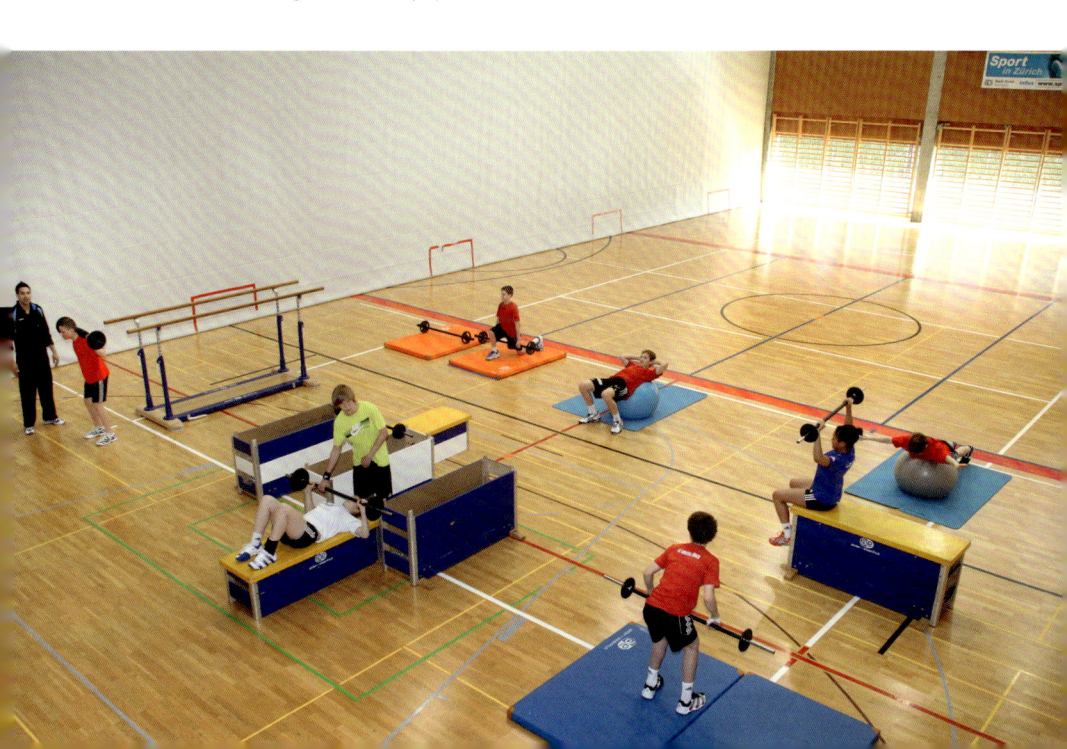

Wir konnten zeigen, dass nur mehr Kraft, aber nicht eine Zunahme der Muskelmasse nötig ist, um die Lust auf Bewegung und die spontane körperliche Aktivität zu erhöhen. Krafttraining steigert aber nicht nur Kraft und Bewegungsfreude, sondern wirkt sich insgesamt sehr gesund aus. Krafttraining für Kinder und Jugendliche beeinflusst das Herz-Kreislauf-Risiko günstig, hilft bei der Gewichtskontrolle und stärkt die Knochen, wobei es als Vorbeugung vor Osteoporose wirkt, was vor allem bei Mädchen und jungen Frauen sehr wichtig ist. Die Zeit, in der vermehrt Kalk in den Knochen eingelagert werden kann, ist beschränkt. Bereits nach der Pubertät nimmt diese Fähigkeit sehr schnell ab. Verschiedene Forschungsresultate deuten darauf hin, dass Krafttraining auch das psychosoziale Wohlbefinden vor allem von Jugendlichen verbessern kann. Überdies wird die motorische Geschicklichkeit verbessert und die Verletzungsanfälligkeit bei jungen Leistungssportlern reduziert. Zentral ist, dass Krafttraining die Muskeln richtig intensiv zum Arbeiten bringt. Dabei verbrennen die Muskeln Zucker aus dem Blut. Als Konsequenz davon wird das Hormon Insulin besser wirksam, die Insulinempfindlichkeit (Insulin-Sensitivität) nimmt zu – ein günstiger Effekt, der nicht nur während des Trainings auftritt, sondern langfristig bestehen bleibt. Deshalb ist Krafttraining ein effizientes Mittel gegen den Typ-2-Diabetes, der zurzeit in zahlreichen Ländern stark zunimmt, weil viele Zeitgenossen inaktiv und übergewichtig sind.

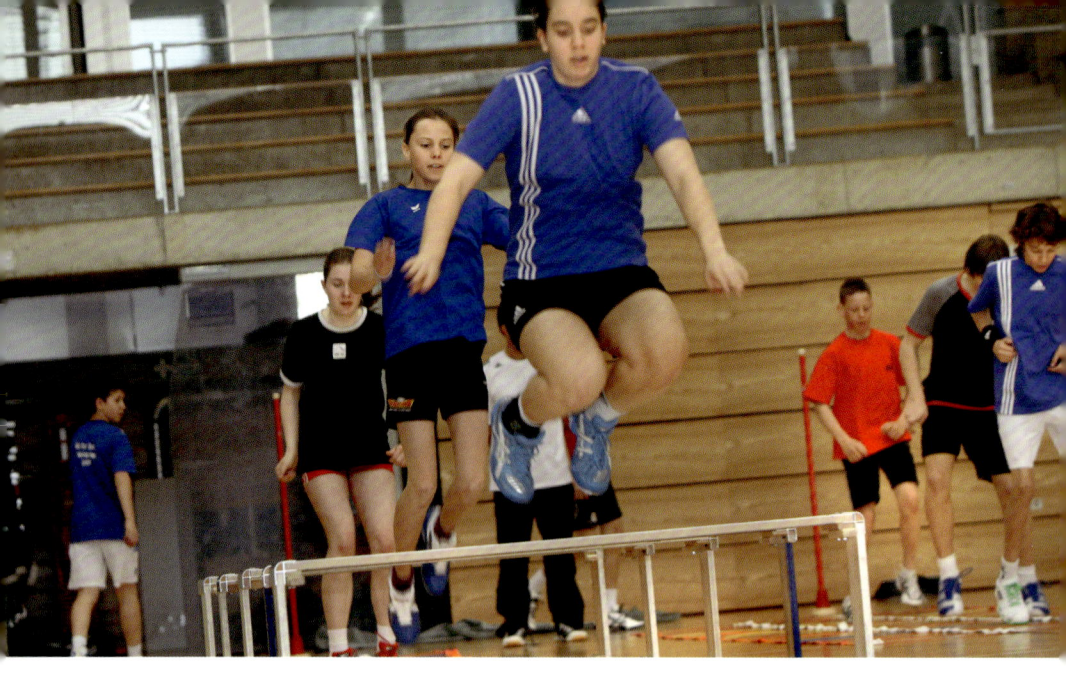

Ist das Muskeltraining kindgerecht?

Vielleicht fragen Sie sich, ob Muskeltraining überhaupt kindgemäss ist und den Kindern wirklich Freude bereitet, sodass sie Lust auf diese Trainingsform bekommen. Möglicherweise sind Sie erstaunt über meine klare und eindeutige Antwort: Krafttraining ist wirklich kindgerecht. Ich komme an dieser Stelle zurück auf die bereits erwähnte Tatsache, dass Kinder ein anderes Bewegungsprogramm haben als Erwachsene. Spontan bewegen sich Kinder entweder maximal oder gar nicht. Kinder bevorzugen volle Leistung oder Pause. Krafttraining folgt genau diesem Rhythmus - volle Leistung, danach Pause, dann wieder volle Leistung und so weiter. Eigentlich ist deshalb Krafttraining besonders kindgerecht und gar nicht so sehr erwachsenengerecht. Erwachsene bevorzugen mittlere Leistungen von längerer Dauer, wie Spaziergänge. Auch Jogging ist eine typisch erwachsenengerechte Betätigung. Deshalb finden die meisten Kinder und Jugendlichen Jogging «wahnsinnig langweilig». Fast jedes Kind, das mit Jogging und auch mit Krafttraining Erfahrungen gesammelt hat, sagt unumwunden, dass es das Krafttraining dem Joggen klar vorzieht.

Auch Übergewichtige betätigen sich erfahrungsgemäss gern mit Krafttraining. Es handelt sich dabei oft um die einzige für stark übergewichtige Kinder zumutbare Trainingsform, bei der keine Gefahr besteht, dass die Gelenke Schaden nehmen könnten. Ein wichtiger Aspekt des Krafttrainings darf nicht unerwähnt bleiben: Trainingsfortschritte werden deutlich spür- und sichtbar. Schon bald merken die Kinder, dass sie mehr Wiederholungen zustande bringen und dass sie mehr Gewicht aufladen können. Ähnlich ist es beim Wachstum, wenn das Kind beim Messen unter der Messlatte steht und stolz sagt: Papa, jetzt bin ich wieder gewachsen. Ihre eigenen Fortschritte zu sehen und zu spüren, macht Kinder glücklich. Auch in dieser Hinsicht ist Krafttraining kindgerecht.

Muss Krafttraining immer lustig sein? Das Leben als Kind ist sicher nicht immer lustig. Ist es nicht so, dass die Härte des Lebens bereits mit der Geburt beginnt? Noch vor 50 Jahren betätigten sich Kinder viel mehr körperlich, sei es von sich aus automatisch oder eben weil sie mussten. Es galt im Garten mitzuhelfen, Rasen zu mähen, Hecken zu schneiden, in der Küche zu helfen, Holz zu spalten, Brennholz aus dem Keller in die oberen Stockwerke zu tragen, schwere Einkäufe nach Hause zu schleppen. Bauernkinder und Handwerkerkinder mussten oft besonders hart zupacken, um den Eltern zu helfen. Die Muskelkraft der Kinder wurde gebraucht, weil diejenige der Erwachsenen nicht genügte und weil noch nicht so viele Maschinen zur Verfügung standen. Damals brauchten Kinder noch kein Krafttraining, denn das Leben gab ihnen die Kraft. Jetzt brauchen Kinder Krafttraining, weil sie zu wenig körperlich aktiv sind und sich zu wenig bewegen, auch wenn das benötigte Training nicht immer lustig ist.

Ab welchem Alter ist kindgemässes Krafttraining sinnvoll? Meiner Meinung nach kann ein Kind dann mit Krafttraining beginnen, wenn es bereit ist, an sportlichen Aktivitäten teilzunehmen, in der Regel im Alter von sieben bis acht Jahren. Aufgrund von Studien profitieren Kinder bereits ab einem Alter von fünf bis sieben Jahren gefahrlos vom Krafttraining. In den ersten acht bis zwölf Wochen ist ein Training zweimal pro Woche sinnvoll. Für Freaks sind maximal drei Trainings pro Woche zulässig, allerdings nie an aufeinanderfolgenden Tagen. Um das erarbeitete Niveau beizubehalten, dürfte anschliessend pro Woche ein Training ausreichend sein.

Ist das Muskeltraining finanzierbar?

Die Finanzierbarkeit stellt ein grosses Problem dar. Kinder und Jugendliche brauchen auf allen Gebieten mehr Unterstützung, Überwachung und Motivationsarbeit, sei es im Sport, in der Schule, in der Freizeit oder bei der Arbeit. Das Training der Muskelkraft ist bei Kindern und Jugendlichen viel aufwändiger und damit wesentlich teurer als Krafttraining für Erwachsene. Obwohl Kinder und Jugendliche sehr lernfähig sind, bringen sie entwicklungsbedingt im Vergleich zu Erwachsenen weniger Voraussetzungen im Bereich der Koordination mit. Damit die Sicherheit und die Effizienz beim Üben gewährleistet sind, müssen Kinder und Jugendliche viel besser und intensiver angeleitet und überwacht werden.

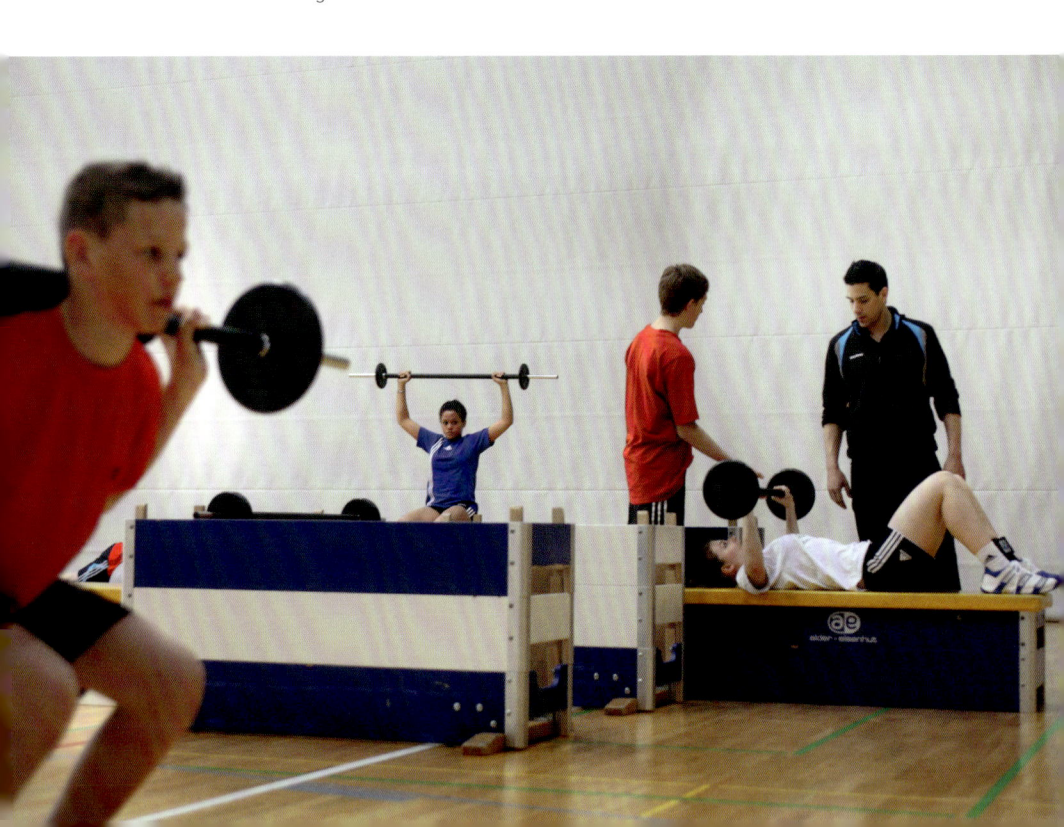

Die Betreuungsperson, die motivierend und falls nötig auch fordernd zur Seite steht, bildet eine sehr wichtige Voraussetzung für regelmässiges, effizientes Training. Im Vergleich zum Fussballspiel ist die Attraktivität eines noch so interessanten und spassigen Muskeltrainingsprogramms bei Kindern und Jugendlichen geringer, weil das Training anstrengend ist und sein Resultat erst verzögert sichtbar wird. Die Attraktivität des Muskeltrainings liegt nicht im Spiel oder im Wettkampfresultat, sondern im individuellen Fortschritt hinsichtlich Koordination und körperlicher Leistungsfähigkeit.

Ein gutes Betreuungskonzept bildet das Fundament des EOM. Zwar wird das Training durch die Kosten für die Betreuung deutlich verteuert, aber zugleich können wesentliche Vorteile erreicht werden. Die Betreuung bietet Gewähr, dass die Übungen korrekt ausgeführt werden und dass die Trainingsintensität stimmt – und dank der Betreuung kann die Effizienz des Trainings garantiert werden.

Ein offenes Training, wie es im Fitnesszentrum für Erwachsene üblich ist, kommt bei Kindern aus Sicherheitsgründen nicht in Betracht. Erwachsene können nach einer kurzen Einführung mit den Kraftmaschinen selbstständig trainieren, während Kinder weiterhin teure individuelle Betreuung benötigen. Auch wenn sich ein Kind mit EOM bereits gut auskennt, müsste EOM in einem Trainingszentrum etwa zum dreifachen Preis eines Jahresabonnements für Erwachsene, die in einem herkömmlichen Fitnesszentrum trainieren, angeboten werden. Noch ist fraglich, ob genügend Eltern bereit sind, für das Training ihrer Kinder so viel Geld auszugeben. Muskeltraining sollte Kindern aller sozialen Schichten offen stehen. Deshalb müssten die Preise mittelfristig sinken. Weil die hohen Kosten vor allem aus Personalkosten bestehen, die auch langfristig nicht gesenkt werden können, ist zusätzliche Unterstützung erforderlich, sei es durch den Staat (Jugend und Sport), durch die Krankenkassen (Gesundheitsprävention) oder durch andere Quellen (Stiftungen). Es scheint mir sinnvoller zu sein, Geld für konkrete Projekte, die etwas bewirken, auszugeben, statt die Mittel in Präventionskampagnen zu verschleudern. Es ist noch verstärkt Überzeugungsarbeit nötig, damit sowohl die Eltern als auch eine breite Öffentlichkeit einsehen, dass sich der finanzielle und zeitliche Einsatz zugunsten des Muskeltrainings für Kinder lohnt. Dieses Buch soll einen Beitrag leisten, um Kindertraining in der Gesellschaft zu verankern.

Einführung für Fachleute

EOM – das ganzheitliche Krafttraining für Kinder und Jugendliche

Das Entwicklungsorientierte Muskeltraining EOM wurde als ganzheitliches Krafttraining speziell für Kinder und Jugendliche entworfen und getestet. Ganzheitlich bedeutet hier, dass gleichzeitig Kraft und Koordination trainiert werden. Ein derartiges Training entspricht der natürlichen körperlichen Entwicklung von Kindern und Jugendlichen am besten und es kann sehr gut individuell angepasst werden.

Zielgruppen
- Normale, gesunde Kinder und Jugendliche. EOM fördert die gesamte Entwicklung und bietet eine Abwechslung zum Vereinstraining.
- Kinder und Jugendliche, die Leistungssport betreiben und eine Spitzensportkarriere anstreben. Ein ausgeglichenes Ganzkörpermuskeltraining legt die optimale Basis, um später sportartenspezifisch intensiver zu trainieren. Zudem eignet es sich als Prävention gegen Verletzungen.
- Kinder und Jugendliche, die durch Verletzungen vorübergehend nicht am Vereinstraining oder am Schulturnen teilnehmen können. Neben der gezielten Rehabilitation besteht mit EOM die Möglichkeit, trotz der Verletzung aktiv zu bleiben und die unverletzten Anteile des Körpers nicht zu vernachlässigen.
- Kinder und Jugendliche, die aufgrund ihres schnellen Körperwachstums in der Pubertät Probleme mit dem Bewegungsapparat bekommen haben und vom Sport dispensiert wurden (z. B. «Wachstumsbeschwerden», Osgood-Schlatter, Rückenbeschwerden).
- Kinder und Jugendliche, die an Übergewicht leiden und nach einer geeigneten Form individueller körperlicher Aktivität suchen, bei welcher der Wettkampf nicht im Vordergrund steht.

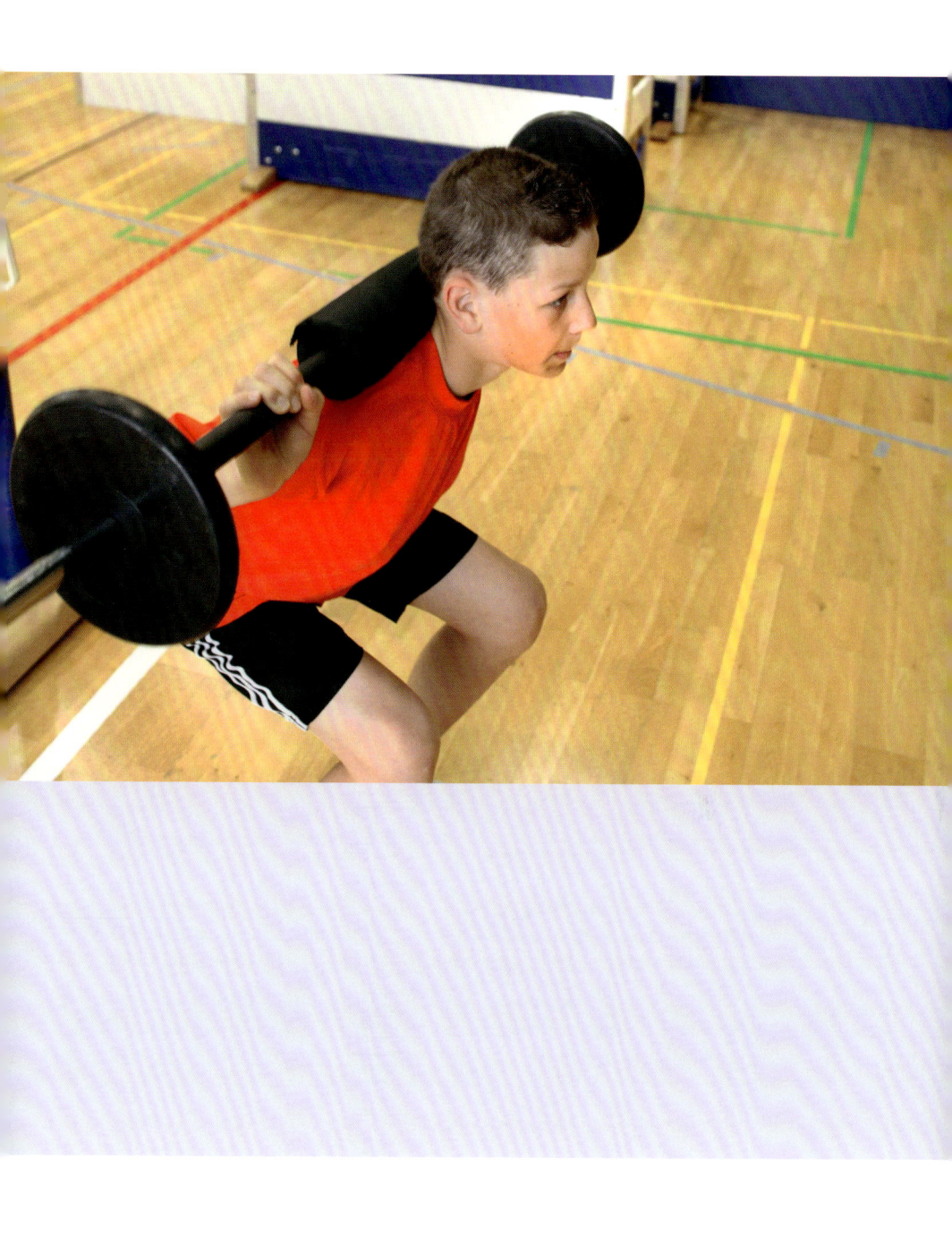

Einführung für Fachleute

Grundlagen

Die Förderung vielfältiger Bewegungen ist auf allen Altersstufen der Schlüssel zu einer optimalen motorischen Entwicklung. Nur wer über einen grossen Bewegungsschatz verfügt, kann sich im Alltag oder im Sport optimal an neue unerwartete Situationen anpassen oder neuartige und unbekannte Aufgaben effizient lösen.

Bewegungsförderung und Training müssen auf jeder Altersstufe speziell angepasst werden, da die körperliche Entwicklung, die Grösse und die Reifung die motorischen Fähigkeiten beeinflussen. Im Verlaufe des Kindes- und Jugendalters verschiebt sich die Trainierbarkeit zunehmend von der Koordination zur Kraft. Beide Faktoren müssen aber immer im Zusammenhang betrachtet werden, da der eine Faktor ohne den anderen wirkungslos bleibt. Zusätzlich gilt es zu beachten, dass die Reifungsgeschwindigkeit nicht bei allen Kindern gleich ist. Ein Kind kann im Vergleich zu seinen gleichaltrigen Schulkameraden motorisch etwas schwächer sein, weil seine körperliche Entwicklung etwas verzögert verläuft. Je nach Kind macht ein Muskeltraining ab einem Alter von etwa sieben bis neun Jahren Sinn. Je jünger das Kind ist, desto grösser muss der koordinative Anteil des Trainings sein.

Übungsformen

Bei Kindern und Jugendlichen muss der Schwerpunkt bei Übungsformen liegen, die mehrere Muskeln oder Muskelgruppen zielorientiert zusammenarbeiten lassen. Deshalb werden beim EOM in der Regel mehrgelenkige Ganzkörperübungen mit freien Gewichten gewählt. Solche Übungen haben den Vorteil, dass sie ganze Muskelschlingen in die Trainingsbewegung einbeziehen (intermuskuläre Koordination) und dadurch den Belastungen der zielorientierten Bewegungen im Sport und im Alltag besonders nahe kommen. Der Nachteil dieser Übungen liegt jedoch darin, dass sie bei der Durchführung ein hohes Mass an koordinativen Fähigkeiten und Fertigkeiten voraussetzen, wenn das Krafttraining effizient und vor allem sicher sein soll. Isolierter Aufbau einzelner Muskeln über geführte Maschinen ist keine adäquate Alternative, da die damit entwickelte Kraft im Sport und im Alltag nur schwer umgesetzt werden kann. Sinnvoll ist ein isoliertes Training einzelner Muskeln manchmal in der Rehabilitation nach Verletzungen, bei massivem Ungleichgewicht verschiedener Muskelgruppen (muskuläre Dysbalancen) oder als Zusatztraining.

Kein Weg führt bei sportlich aktiven Schülern und Schülerinnen, aber auch bei Leistungssportlern, an einer guten Bewegungskoordination vorbei, weil es sich dabei um die wichtigste Grundlage für ein sicheres und effizientes Krafttraining handelt.

Koordinationsstufen

Nicht jeder Jugendliche oder jeder Nachwuchssportler bringt die gleichen koordinativen Fähigkeiten und Fertigkeiten in den Kraftraum mit. Um die Sicherheit und die Effizienz des Trainings zu gewährleisten, gilt es, entsprechend den individuellen koordinativen Fähigkeiten jedes Kindes oder Jugendlichen die richtigen Übungsformen auszuwählen. Das EOM wird zu diesem Zweck in mehrere Koordinationsstufen eingeteilt. Diese Stufeneinteilung dient dazu, den individuellen Fähigkeiten des Kindes oder des Jugendlichen die richtigen Übungsformen von passendem Schwierigkeitsgrad

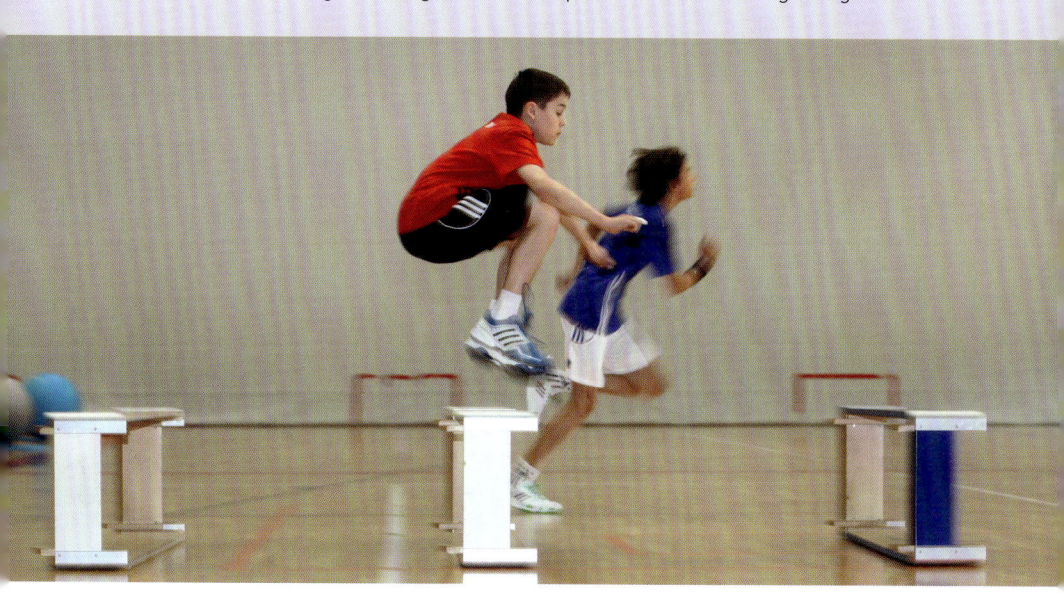

Einführung für Fachleute

zuzuordnen. Ähnlich wie bei den asiatischen Kampfsportarten mit ihren Gürteln müssen gewisse koordinative Leistungsnormen erreicht werden, um in eine neue Farbstufe aufzusteigen. Jede Farbstufe berechtigt zur Ausführung bestimmter Übungsformen. Weil jede Übungsform entsprechend ihrem Schwierigkeitsgrad einer bestimmten Stufe fest zugeteilt ist, fällt es dem Trainer leicht, die individuell möglichen Übungen für jedes Kind oder jeden Jugendlichen auszuwählen. Je höher die Stufe, desto mehr Übungen können ausgeführt werden, da die Übungsformen der tieferen Stufen auch zum Repertoire der oberen Stufen gehören.

Trainingskonzept

- Grundsätzlich soll zweimal die Woche trainiert werden. Erforderlich ist mindestens ein Training, zulässig sind maximal drei Trainings pro Woche.
- Jeder Trainierende trainiert bei jeder Übung entsprechend seiner individuellen Belastbarkeit nach den Regeln der progressiven Steigerung des Widerstands.
- Die Übungsauswahl sowie die Intensität und der Umfang des Trainings sind auf allen Stufen vorgegeben.
- Die Trainingspläne werden individuell angepasst.
- Es gibt mehrere Koordinationsstufen, wie beispielsweise beim Karate oder Judo oder in den Skischulen der «Swiss Snow League». Ein Stufenanstieg (oder gegebenenfalls Stufenabstieg) hängt von zwei grundlegenden Voraussetzungen ab: Erstens davon, ob die Übungen regelmässig korrekt ausgeführt werden können, und zweitens davon, wie selbständig und verantwortungsbewusst trainiert wird.
- Die Einteilung in Koordinationsstufen ist von zentraler Bedeutung, da Kontrolle und Betreuung mit zunehmender Stufe abnehmen. Nur durch eine klare Stufeneinteilung können unsere Ansprüche bezüglich Sicherheit und Effizienz erfüllt werden.
- Die Koordinationsstufen und die Testverfahren zur Einstufung sind genau definiert.

Betreuung

Ein umfassendes Betreuungskonzept verteuert zwar das Training, es resultieren aber auch entscheidende Vorteile:
- Sicherheit bezüglich der Übungsausführung und Trainingsintensität.
- Kontrolle der Trainingseffizienz.
- Aktive Motivation durch die Betreuungsperson.

Ein offenes Training, wie es im Fitnesszentrum für Erwachsene üblich ist, fällt bei Kindern, zumindest in den ersten Monaten, aus Sicherheitsgründen ausser Betracht. Selbst wenn sich ein Kind mit EOM bereits gut auskennt, müsste für das Training rund dreimal so viel bezahlt werden wie für ein Trainingsabonnement Erwachsener. Es ist hauptsächlich die gute und sichere Betreuung, welche die Preisdifferenz ausmacht. Vielleicht ergeben sich mit zunehmender Erfahrung in Zukunft Möglichkeiten, das EOM günstiger anzubieten. Die Qualität muss aber immer erste Priorität haben.

Verfügbarkeit

Das EOM wurde im PEZZ zu Studienzwecken entwickelt. Wir wollten ein sicheres und effizientes Muskeltraining für Kinder und Jugendliche erarbeiten, um dieses im Rahmen unserer Untersuchungen bei Eishockey-Junioren und in Schulen anwenden zu können. Es ging uns dabei vor allem darum, die Auswirkungen des EOM auf die Lust auf Bewegung und die spontane körperliche Aktivität zu untersuchen. Im Rahmen dieser Untersuchungen bestätigten sich die Qualitäten des EOM, sodass wir uns entschlossen, diese Form des Muskeltrainings weiter auszubauen und in diesem Buch einem breiten Kreis Interessierter vorzustellen.

Zurzeit bietet das PEZZ allen interessierten Kreisen, insbesondere Schulen und Vereinen, die Einführung des EOM an. Mitarbeiter des PEZZ unterrichten EOM, bilden Lehrer, Sportlehrer und Trainer entsprechend aus und kontrollieren die Sicherheit und Effizienz des Trainings laufend. Das PEZZ stellt die benötigten Unterrichtsmittel gerne zur Verfügung.

Kapitel 8

Entwicklungsorientiertes Muskeltraining bereichert den Schulbetrieb

Die körperliche Aktivität von Kindern nimmt seit Jahren bedenklich ab. Eine Trendumkehr könnte erreicht werden, wenn das Entwicklungsorientierte Muskeltraining EOM in den Schulalltag integriert wird. Dass EOM die Lust auf Bewegung auch bei gewöhnlichen Schulkindern steigert, konnte mein Forschungsteam mit der EOM-Schulstudie nachweisen. In diesem Kapitel berichte ich über konkrete Erfahrungen mit dieser neuen Form des Turnunterrichts in Schulen.

EOM passt gut in das Schulturnen

Zuerst entdeckte mein Forschungsteam bei Kindern mit Prader-Willi-Syndrom, die aus genetischen Gründen körperlich extrem wenig aktiv sind, dass Krafttraining neben der Kraft auch die Lust auf Bewegung steigert. Danach gelang es uns, auch bei körperlich besonders aktiven Eishockey-Junioren den stimulierenden Einfluss des Entwicklungsorientierten Muskeltrainings auf die Bewegungsfreude nachzuweisen. Weil alles darauf hindeutete, dass wir ein neues biologisches Regulationsprinzip entdeckt hatten, nahmen wir uns vor, diese Zusammenhänge auch bei gewöhnlichen Schülern zu untersuchen. Obschon wir unsere Studienresultate in international sehr renommierten Zeitschriften publizieren konnten, verweigerte der Schweizerische Nationalfonds unserem privaten Institut leider die finanzielle Forschungsunterstützung. Weil staatliche Unterstützungsgelder ausblieben, mussten

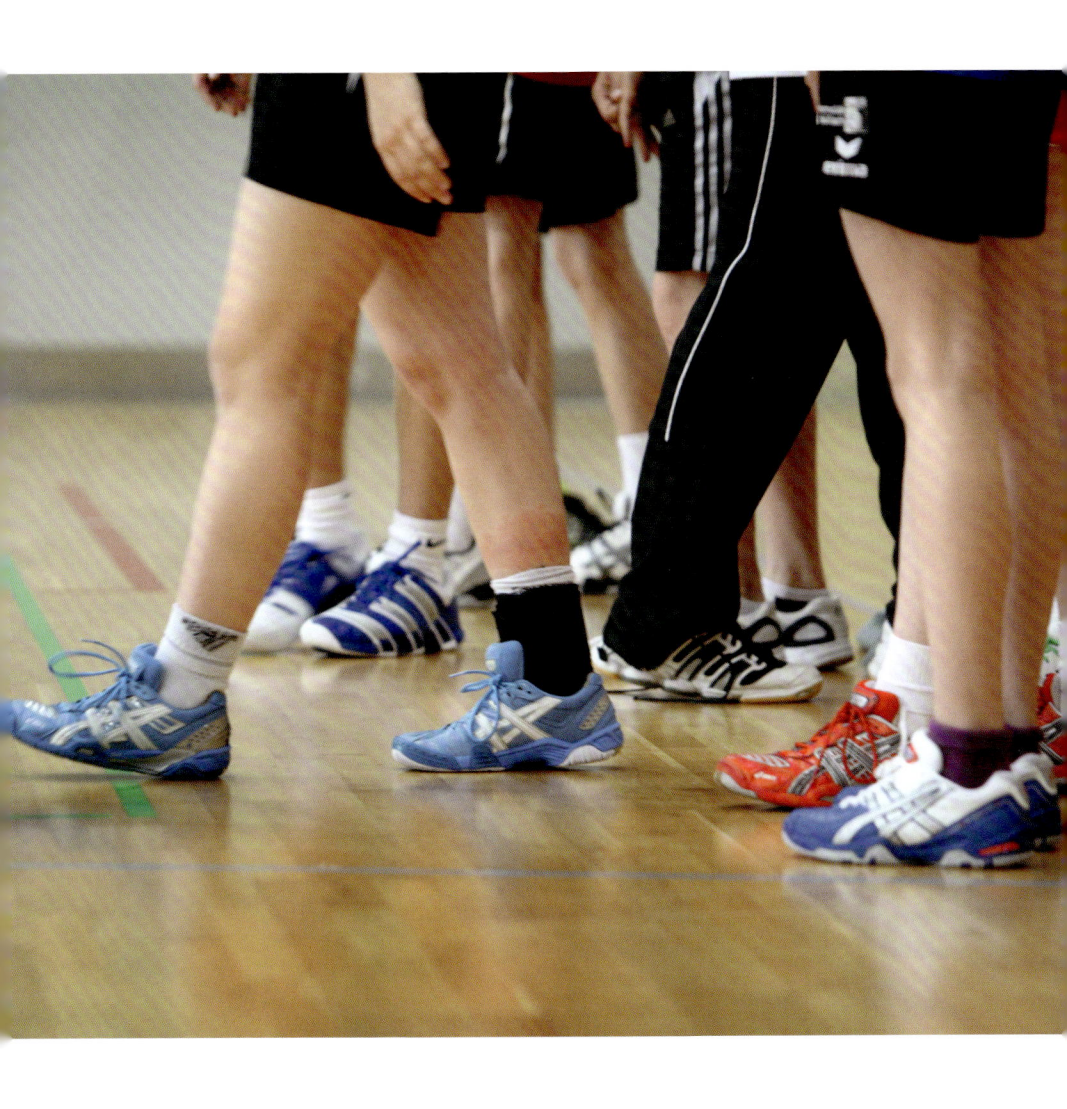

wir uns beim Altersspektrum beschränken, was uns letztlich leider um einen Teil des Erfolgs brachte. Wenn wir auch noch jüngere Schüler in unserer Studie berücksichtigt hätten, vor allem jüngere Mädchen, hätten wir noch umfassendere Resultate vorlegen können.

Die finanziellen Mittel reichten für sechs Schulklassen, die nach dem Zufallsprinzip in zwei Hälften aufgeteilt wurden. Die eine Hälfte führte ihr gewohntes Schulturnen während den obligatorischen drei wöchentlichen Sportlektionen weiter. Die andere Hälfte beschäftigte sich in zwei der drei wöchentlichen Turnstunden mit EOM, während die dritte Stunde rein spielerischen Charakter hatte. Der Sportlehrer des PEZZ instruierte und überwachte das EOM. Von den Sportlehrkräften der entsprechenden Klassen wurde er tatkräftig und effizient unterstützt. Insgesamt beteiligten sich rund 50 Schülerinnen und Schüler am EOM, was drei gemischten Schulklassen entsprach. Die je 15 Schülerinnen und Schüler der beiden Oberstufenklassen waren 13 bis 14 Jahre alt, die 20 Schülerinnen und Schüler der Mittelstufenklasse 11- bis 12-jährig.

Für eine Illustrierte berichtete ein Reporter über seine Eindrücke bei einer EOM-Trainingslektion: Ausgelassene Stimmung in der Turnhalle Buechholz in Zollikon bei Zürich. Die Schüler der ersten Oberstufe sind voller Eifer beim Krafttraining. Tanja absolviert Rückenstrecken, Julia Kniebeugen mit Gewichten. Amir trainiert intensiv die Überkopfpresse, Titus müht sich mit Bankdrücken ab. Inmitten der 13- und 14-jährigen Schülerinnen und Schüler steht der Sportlehrer und kontrolliert bei Nina, ob Rückenhaltung und Rumpfspannung bei der Kniebeuge mit der Langhantel korrekt sind. Dann bespricht er mit Tim, ob es sinnvoll ist, sein Hantelgewicht jetzt schon zu erhöhen.

So laufen Muskeltrainingsstunden in der Schule ab

Zu Beginn der Trainingsstunde wird der Parcours schnell und ohne Schwierigkeiten aufgebaut. Die Schüler wissen, was zu tun ist, sie haben schon Routine. Zum Aufwärmen wird für etwa fünf Minuten eine Runde Fangen gespielt oder es werden Springseile verteilt. Auf dem Trainingsparcours gibt es aus praktischen Gründen keine festgelegte Reihenfolge. Die Schülerinnen und Schüler beginnen dort, wo sie wollen. Entsprechend der Krafttrainingslehre wäre es optimal, mit Übungen zum Training der grossen Körpermuskeln, vor allem Gesäss und Oberschenkel, zu beginnen. Damit aber die ganze Klasse in 45 Minuten den gesamten Parcours bewältigen kann, ist von Anfang an eine gleichmässige Verteilung auf die verschiedenen Posten des Parcours nötig. Pro Posten trainieren zwischen zwei und vier Schüler. Wenn mehr als zwei Schüler an einem Posten sind, wechseln sie ab. Eine Übung soll bis zur vollständigen Erschöpfung der Muskulatur wiederholt werden, beispielsweise das Stemmen der Hantel über den Kopf. Der Schüler wählt das Gewicht so, dass er 12 bis 15 Wiederholungen, auch Repetitionen genannt, schaffen kann. Nach dem ersten Satz von 12 bis 15 Wiederholungen ist der zweite Schüler an der Reihe, während sich der erste erholt. Diese Organisation erlaubt es 14 bis 20 Schülern, ihr Trainingspensum in den 45 Minuten, die zur Verfügung stehen, zu absolvieren. Weil der Lehrer während des ganzen Trainings alle seine Schüler im Auge behalten und Fehler korrigieren muss, sollte die Grösse der Trainingsgruppe 20 Schüler nicht übersteigen.

Der Trainingsparcours besteht aus folgenden Posten:
Erster Posten: Für die **Kniebeuge** lagern die Schüler die Langhantel auf die beiden Griffstangen eines Barrens, damit die Hantel sich bereits auf der richtigen Höhe befindet und nicht jedes Mal mühsam vom Boden aufgehoben werden muss. Dadurch wird die Unfallgefahr verringert. Wenn die Kniebeuge ausgeführt wird, befindet sich die Langhantel als zusätzliches Gewicht auf den Schultern des Schülers. Damit wird hauptsächlich die Gesäss- und Oberschenkelmuskulatur trainiert. Die Kniebeuge ist die Basisübung für das Freihanteltraining. Bei vielen anderen Übungen kommt dieselbe Körperhaltung mit der richtigen Körperspannung zum Zug.

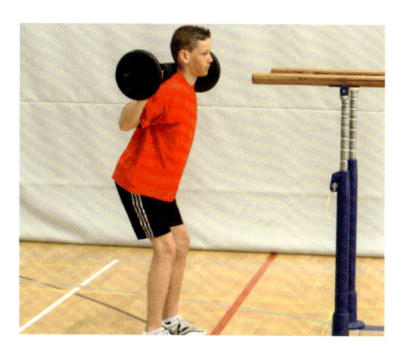

Anfangsposition der Kniebeuge: Gerader Rücken, hüftbreiter Abstand zwischen den Füssen.

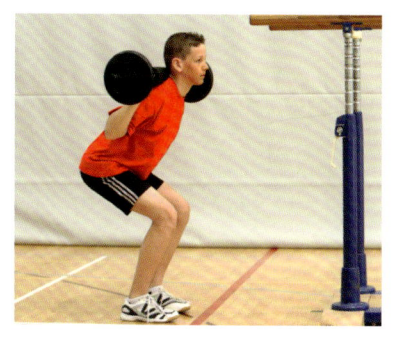

Endposition der Kniebeuge: Hauptbelastung auf den Gesässmuskeln und dem vorderen Oberschenkel.

Zweiter Posten: Die **Längsgrätsche** ist eine ausgezeichnete Übung für die richtige Haltung des Rückens. Sie dient daneben hauptsächlich dem Training von vorderer und hinterer Oberschenkelmuskulatur. Die Langhantel, die zwischen den Beinen gehalten wird, erhöht das Gewicht, das auf die Oberschenkelmuskulatur wirkt. Jede Erhöhung des Gewichtes bringt bei dieser Übung nicht nur eine Mehrbelastung der Beinmuskeln, sondern stellt auch ganz neue Anforderungen an das Gleichgewicht und an das koordinative Geschick des Schülers.

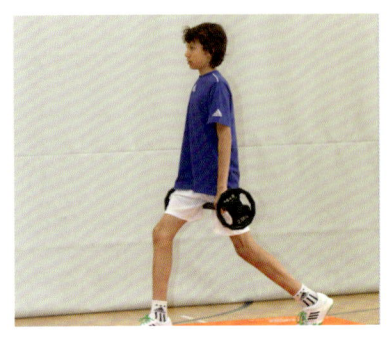

Anfangsposition der Längsgrätsche (auch Lunge Squat genannt): Stand hüftbreit.

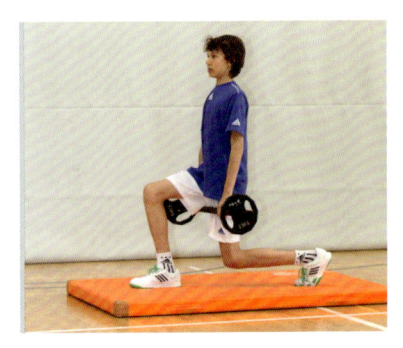

Endposition der Längsgrätsche: Knie nicht aufgesetzt, um die Muskelspannung zu erhalten.

Dritter Posten: Die **Rumpfbeuge** ist eine altbekannte Übung. Sie trainiert die Bauchmuskulatur mit dem eigenen Körpergewicht als Widerstand, also ohne Zusatzgewichte. Für diesen Trainingsplatz braucht es nur zwei Matten. Alternativ können Fortgeschrittene auch auf dem Gymnastikball üben, was die Ganzkörperkoordination noch zusätzlich trainiert.

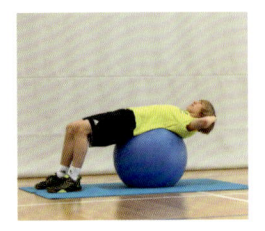

Grundposition der Rumpfbeuge mit Gymnastikball: Rumpfspannung sichtbar.

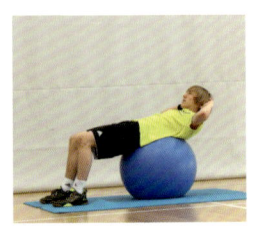

Rumpf gerade einrollen: Gerader Bauchmuskel wird beansprucht.

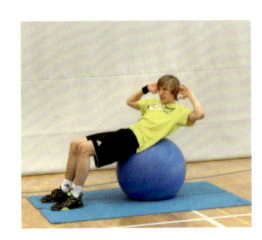

Rumpfrotation: Auch die schrägen Bauchmuskeln werden beansprucht.

Vierter Posten: Auch das **Rückenstrecken** geschieht nur mit dem Eigengewicht des Körpers. Weil die Übung auf einem Gymnastikball ausgeführt wird, können zusätzlich zur Rückenmuskulatur auch die Koordination und die Ganzkörperstabilität geübt werden.

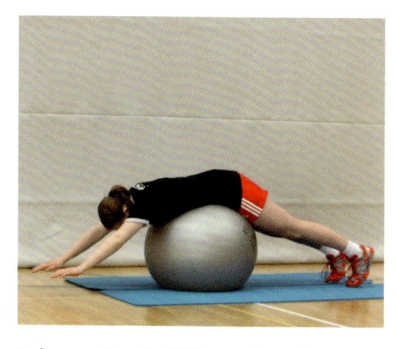

Anfangsposition des Rückenstreckens: Beugung über die Rundung des Gymnastikballs.

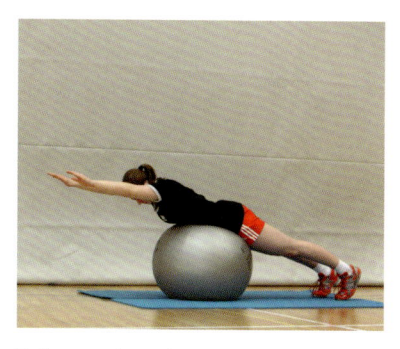

Endposition des Rückenstreckens: Wirbelsäule gestreckt.

Fünfter Posten: Beim **Rowing** (Rudern) mit der Langhantel ist wie bei der Kniebeuge die richtige Rückenhaltung zentral. Bis die Haltung korrekt möglich ist, wird mit der leeren Hantelstange, also mit geringem Gewicht, geübt. Das gilt übrigens für alle Übungen mit der Langhantel. Erst wenn die koordinative Reife in Bezug auf die Haltung des Rückens und auf die Rumpfstabilität es zulässt, wird Gewicht eingesetzt.

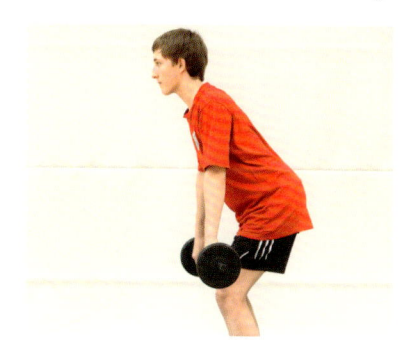

Anfangsposition des Ruderns: Gerader Rücken, Brusthaltung offen.

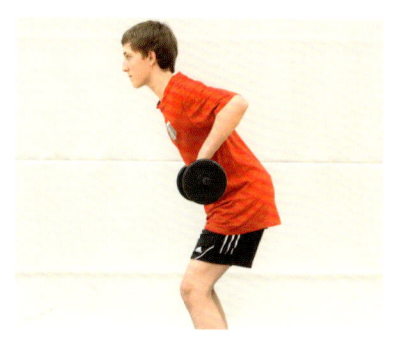

Endposition des Ruderns: Bizepsmuskel und oberer Rücken am meisten belastet.

Sechster Posten: Die **Schulterpresse** kann entweder mit einer Langhantel oder mit zwei Kurzhanteln ausgeführt werden. Es handelt sich dabei um eine der klassischen Übungen, welche viele Jugendliche zu Hause ohne Aufsicht und Anleitung ausführen, damit sie breite Schultern bekommen. Aufgrund der Überkopfarbeit ist es wichtig, dass Rumpfhaltung und Rumpfspannung korrekt sind, damit es nicht zu falscher Belastung der Wirbelsäule kommt.

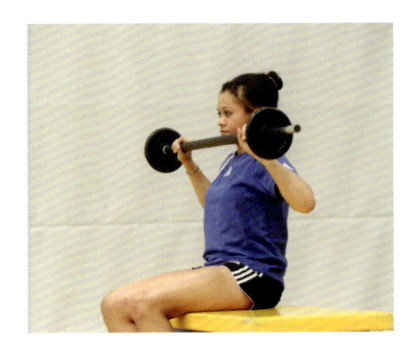

Grundposition der Schulterpresse:
Rücken gerade, Bauch aktiv gespannt.

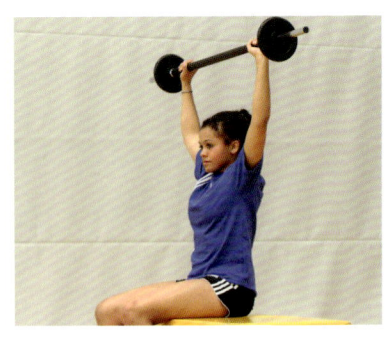

Endposition der Schulterpresse:
Arme nicht durchgestreckt, Schultern gesenkt.

Siebter Posten: Beim **Bankdrücken mit der Langhantel** wird neben den Brustmuskeln und den Armstreckermuskeln auch die Muskulatur des Schultergürtels trainiert. Benötigt werden zwei Langhanteln und ein Gestell, um diese auf der richtigen Höhe einstellen zu können. In vielen Turnhallen stehen Schwedenkästen zur Verfügung, die zu diesem Zweck verwendet werden können. Die obersten zwei Elemente dienen als Trainingsbank und die restlichen Kastenteile als Hantelauflage. Bei dieser Übung sollten die Beine entweder angewinkelt oder auf die Bank aufgesetzt werden, um Ausweichbewegungen und negative Rückenbelastungen zu vermeiden.

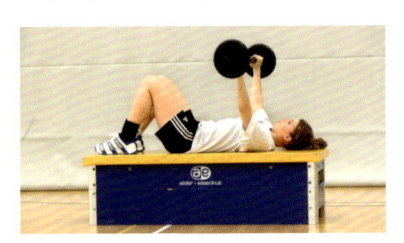

Anfangsposition des Bankdrückens:
Auf Höhe des Brustbeins.

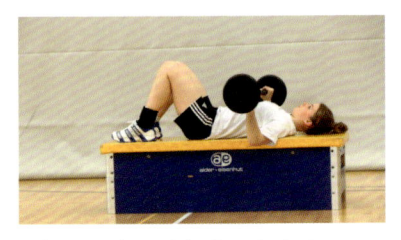

Endposition des Bankdrückens: Starke Beanspruchung der Brustmuskeln und des Trizepsmuskels.

EOM berücksichtigt die individuellen Fähigkeiten

Die Übungen sind für die einzelnen Schüler unterschiedlich schwierig. Dies hat mit den bisher erworbenen koordinativen Fähigkeiten zu tun. Ausserdem spielen die individuellen Körperproportionen eine Rolle. Dabei ist zu beachten, dass zu Beginn des Wachstumsspurtes, welcher im Durchschnitt etwa im Alter von 14 Jahren einsetzt, die Beine bezüglich Wachstum einen Vorsprung auf den Oberkörper haben. Und gerade lange Beine machen die Koordination bei einigen dieser Übungen schwierig.

Jede Schülerin und jeder Schüler besitzt eine eigene Trainingskarte und vermerkt darauf jede Übung, das verwendete Gewicht und die Anzahl Repetitionen, also beispielsweise beim ersten Trainingsposten die erreichte Anzahl von Kniebeugungen. Wir gehen davon aus, dass 12 bis 15 Repetitionen möglich sein sollten. Bei mehr als 15 Repetitionen ist das Gewicht zu niedrig geworden, die Kraft hat also dermassen zugenommen, dass das Gewicht erhöht werden muss. Dabei ist zu beachten, dass jede Erhöhung des Gewichtes auch die Anforderungen an die Koordination erhöhen kann. Wenn der Lehrer bei seinen Schülern das Gewicht erhöht, muss er besonders darauf achten, dass die Übung immer noch korrekt durchgeführt wird und dass insbesondere die Haltung des Rückens stimmt.

Bevor die Schülerinnen und Schüler mit Gewichten zu arbeiten beginnen, trainieren sie während einiger Zeit ausschliesslich mit der leeren Gewichtsstange, also ohne wesentliche Zusatzlast praktisch nur mit dem eigenen Körpergewicht, um die Rumpfstabilität zu trainieren. Ohne gute Rumpfstabilität mit korrekter Rückenhaltung und Bauchspannung kommt ein Training mit Gewichten nicht in Betracht. Koordinativ bereits gut entwickelte Schüler können nach etwa vier Wochen damit beginnen, Gewichte zu verwenden. Einzelne Schüler mit deutlichen koordinativen Schwächen müssen unter Umständen während längerer Zeit ohne zusätzliche Gewichte trainieren. Die Rumpfstabilität muss während des gesamten Trainings im Auge behalten werden. Manchmal wird die Rumpfstabilität aufgrund des Wachstums oder wegen einer Gewichtserhöhung erneut zum Problem und muss dann mit dem Lehrer wieder geübt werden.

Die gesamte Studie dauerte insgesamt ein Semester. Wenn man die Schulferien berücksichtigt, ergab sich eine reine Trainingszeit von etwa vier Monaten. Die Kosten für das Training setzten sich zur Hauptsache aus dem

Lohn des Lehrers und aus den Kosten für die Turnhallenmiete zusammen. Die Kosten für das Material waren gering. Das gesamte zusätzlich für das Krafttraining benötigte Material kostete CHF 5000.-.

Im Vergleich zu normalen Turnstunden ist Krafttraining auf die Dauer relativ langweilig. Neben diesem Nachteil fallen aber mehrere Vorteile ins Gewicht. Weil jeder Schüler für sich selbst, nach seinem eigenen Rhythmus und gemäss seiner eigenen Trainingskarte trainiert, gibt es keine gemobbten Schüler. Kein Schüler fällt als besonders gut oder als besonders schlecht auf. Es gibt also auch keinen Anlass, den einen oder andern Schüler auszulachen. Im Gegenteil, unsere Resultate zeigen, dass gerade die anfänglich schwächeren Schülerinnen und Schüler die grössten Fortschritte machten. Gerade die Schwächsten profitieren also vom EOM am meisten. Die Schüler schätzen das Krafttraining auch deshalb, weil sie zum Voraus genau wissen, was auf sie zukommt, und weil sie sich darauf einstellen können. Hanteln sind durchaus für Schüler attraktiv und «sexy». Die Verwendung von Maschinen wäre für das Krafttraining von Schülern nicht optimal, weil dabei die Entwicklung der Koordination, besonders der Rückenhaltung und der Ganzkörperstabilität zu wenig gefördert würde.

Das Ergebnis des viermonatigen Trainings, das von allen Schülern wie vorgesehen absolviert wurde, war eindeutig. Die Kraft nahm bei den Schülerinnen und Schülern deutlich zu. Die spontane körperliche Aktivität, also die Lust auf Bewegung, nahm bei den Jungen ebenfalls signifikant zu. Eine Zunahme der spontanen körperlichen Aktivität liess sich auch bei jüngeren Mädchen nachweisen, bei älteren Mädchen jedoch nicht. Dies bestätigt unsere früheren Resultate die bei Jungen gezeigt hatten, dass die Lust auf Bewegung nach Beginn der Pubertätsentwicklung durch Krafttraining nicht mehr gesteigert werden kann. Es wäre deshalb aufschlussreich gewesen, noch jüngere Schulkinder ins Training einzubeziehen, besonders Mädchen deutlich vor Beginn der Pubertätsentwicklung.

Dreimonatiger EOM-Beginner-Kurs für alle

Die Studie in den Schulen von Zollikon eignet sich als Modell für Krafttraining im normalen Schulumfeld. Es zeigte sich, dass die Anforderungen an die Sportlehrer relativ hoch sind und dass bei grösseren Klassen über zwölf Schülerinnen und Schüler eigentlich nur im Teamteaching eine gute Betreuung möglich ist. Das EOM wurde mit individueller Betreuung der einzelnen

Schüler durchgeführt. Die Lehrer wussten jederzeit, wie der Trainingsstand der einzelnen Schüler war und worauf sie bei jedem Schüler individuell besonders achtgeben mussten. Die Lehrer wurden für ihren Einsatz mit dem Erfolg der Schüler entschädigt, wie dies im Rahmen eines «Personal Training» der Fall ist. So wie sich die Pharmaindustrie bemüht, personalisierte Medikamente je nach genetischer Disposition der individuellen Patienten zu entwerfen, sollten wir auch in den Schulen und Sportvereinen viel mehr auf die individuellen Fähigkeiten und Schwächen der jungen Menschen eingehen.

Den Schülerinnen und Schülern, die ein Krafttraining beginnen möchten, sollte in den Schulen während drei Monaten anstelle von zwei der drei wöchentlichen Turnstunden ein EOM-Beginner-Kurs angeboten werden. Damit danach die Kraft und ihr Einfluss auf die Bewegungsfreude nicht abnehmen, muss das EOM weitergeführt werden. Nach den ersten drei Monaten reicht aber eine Lektion von 45 Minuten pro Woche, um das Erreichte nicht mehr zu verlieren. Diese wöchentliche EOM-Stunde könnte im Rahmen des freiwilligen Schulsports am besten über Mittag angeboten werden.

Kapitel 9

Wo bleiben die Mädchen?

Kommen Mädchen in diesem Buch zu kurz? Aus finanziellen und organisatorischen Gründen traten Mädchen bei unseren wissenschaftlichen Forschungen nicht von Anfang an in Erscheinung. Unser Hauptziel ist es, die Lust auf Bewegung mittels Muskeltraining zu steigern. Bedeutsam ist dabei, dass die Pubertät bei Mädchen zwei Jahre früher beginnt und dass sich das Kraftfenster zwei Jahre früher schliesst als bei Jungs.

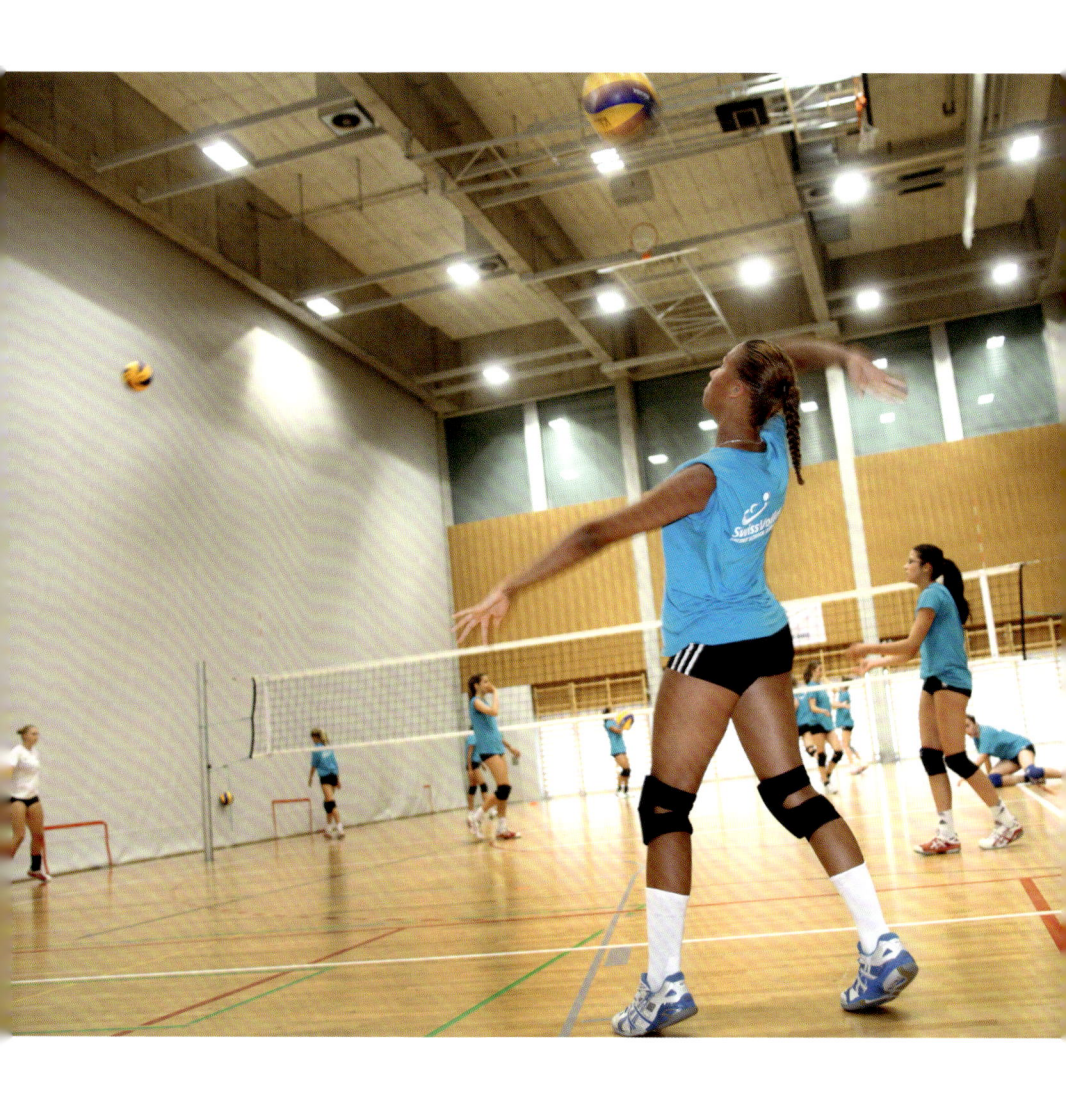

In der wissenschaftlichen Forschung läuft nicht immer alles ganz nach Wunsch

Ich bin mir bewusst, dass ich in diesem Buch mehr von Knaben als von Mädchen berichte. Das hat damit zu tun, dass ich mich als Mann an vielen Stellen dieses Buches an meine eigenen Erfahrungen während Kindheit und Jugendalter erinnert fühle. Dazu kommt, dass ich Vater von zwei Söhnen bin, die beide Eishockey spielen, und dass ich nicht eine Tochter habe, die als Eiskunstlauf-Prinzessin Pirouetten dreht. Schliesslich sind da noch finanzielle Gründe, das heisst fehlende Unterstützung. Das Pädiatrisch-Endokrinologische Zentrum Zürich (PEZZ) kann leider als privates Institut nicht auf öffentliche Unterstützung hoffen, wie wir in all den Jahren schmerzlich erfahren mussten. Unsere Erfolge in der wissenschaftlichen Forschung konnten daran nichts ändern.

Am liebsten hätten wir unsere ersten Studien mit Mädchen und Jungen an Schulen in Zürich durchgeführt. Fehlende Finanzen und fehlende öffentliche Unterstützung zwangen uns jedoch, dort zu forschen, wo uns der Zugang erleichtert wurde – das war der Eishockey-Club der GCK-Lions. Ich kenne nicht nur die Vereinsspitze, sondern auch viele Eltern von Eishockey-Junioren und bin allen Beteiligten für ihr Engagement sehr dankbar. Die erfolgreichen Studien mit Eishockey-Junioren öffneten uns die Türen in den Schulen von Zollikon, wo wir die Situation nicht nur bei Jungen, sondern auch bei Mädchen studieren konnten. Die Mädchen sind bei unseren Studien also etwas spät erstmals in Erscheinung getreten, was man diesem Buch wohl noch etwas anmerkt.

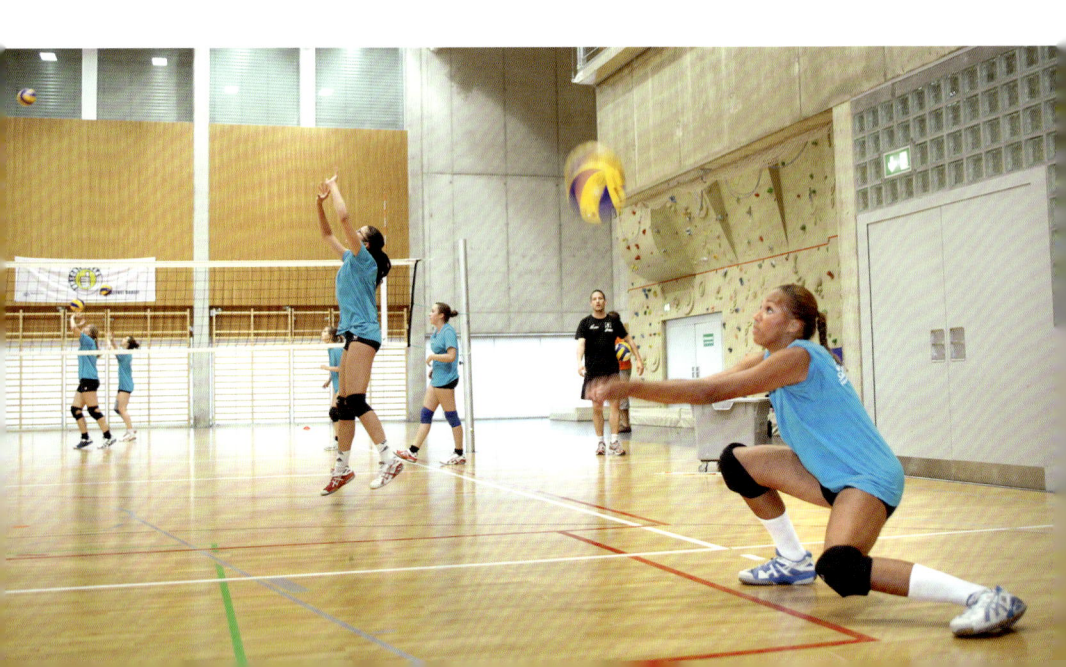

Ladies first – das gilt auch beim Beginn der Pubertät

Was Bewegung, Kraft und Sport betrifft, gibt es da überhaupt Unterschiede zwischen Mädchen und Jungs? Die Regulation von Hunger und Bewegung sowie von Kraft und Bewegungsfreude ist bei Mädchen und Jungen grundsätzlich identisch. Vor Beginn der Pubertätsentwicklung sind die rein körperlichen Unterschiede gering. Die Körperzusammensetzung, also Muskelmasse und Fettanteil, ist nicht sehr unterschiedlich. Vor der Pubertät haben Mädchen im Durchschnitt einen um etwa fünf Prozent höheren Fettanteil. Jungen haben also bei gleichem Gewicht etwas mehr Muskeln. Deshalb ist es logisch, dass Jungen bereits in der ersten Klasse in Bezug auf die motorische Leistungsfähigkeit besser abschneiden als die Mädchen. Dies macht sich insbesondere bei der Schnelligkeit und der Ausdauer und noch ausgeprägter bei der Armkraft bemerkbar, aber kaum bei Koordinationsaufgaben. Studien zeigen auch, dass sich Jungen bereits in der ersten Klasse deutlich mehr bewegen als Mädchen, ein Unterschied, der auf jeder Altersstufe bestehen bleibt.

In der Schweiz sind wie in anderen Ländern ungefähr doppelt so viele Jungen sportlich aktiv im Vergleich zu Mädchen. In Sportvereinen sind die Jungs in der Überzahl. Jungen engagieren sich hauptsächlich in Teamsportarten, wobei natürlich der Fussball Spitzenreiter ist. Mädchen hingegen bevorzugen Einzelsportarten wie Turnen, Reiten und Tanzen, wie in einer Schweizer Studie gezeigt werden konnte. Insgesamt sind die Unterschiede vor der Pubertät sehr gering. Das hat damit zu tun, dass die Hormonspiegel bei Jungen und Mädchen vor der Pubertät sehr ähnlich sind.

In der Pubertät formt das weibliche Geschlechtshormon den Körper der Mädchen

Erst bei Beginn der Pubertät entstehen Unterschiede, die auf die weiblichen und männlichen Geschlechtshormone zurückzuführen sind. Die Pubertätsentwicklung beginnt bei den Mädchen im Durchschnitt mit 11 Jahren, bei den Knaben erst mit 13 Jahren. Sie setzt also bei den Mädchen zwei Jahre früher ein und bewirkt eine Zunahme des Fettanteils. Bekanntlich wird die weibliche Figur vor allem durch das Fettgewebe modelliert. Die Pubertätsentwicklung der Jungen bewirkt, zumindest im Idealfall, vorwiegend eine Zunahme der Muskelmasse. Die männliche Figur wird im Idealfall hauptsächlich durch die Muskeln modelliert. Im Alter von 20 Jahren haben Männer im Durchschnitt einen Fettanteil von 13 bis 20 Prozent, Frauen dagegen normalerweise von 26 bis 35 Prozent. Jugendliche Leistungssportler weisen oft einen zu geringen Körperfettanteil auf. Leider hat die Häufigkeit von Essstörungen im Leistungssport in den letzten Jahren insbesondere bei Mädchen ein beängstigendes Ausmass angenommen.

Wie wirkt sich all dies auf Bewegung, Kraft und sportliche Betätigung bei Mädchen aus? Es gibt sowohl bei Mädchen als auch bei Jungen Bewegungstalente und Sportmuffel. Die Entwicklung verläuft im frühen Kindesalter parallel. Das erste Chancenfenster, das Koordinationsfenster, öffnet sich für beide Geschlechter gleichermassen. Beim zweiten Chancenfenster, dem Kraftfenster, sind dagegen deutliche Unterschiede feststellbar. Bei den Jungen konnten wir zeigen, dass das Kraftfenster sich mit dem Pubertätsbeginn schliesst. Mehr Kraft bringt nur vor der Pubertät mehr spontane Aktivität oder anders ausgedrückt mehr Lust auf Bewegung. Danach gilt bereits das Erwachsenenprinzip und körperlich anstrengende Stunden werden kompensiert durch Stunden mit reduzierter Aktivität.

Weil die Pubertätsentwicklung bei Jungen im Durchschnitt mit 13 Jahren, bei Mädchen aber bereits mit 11 Jahren einsetzt, macht sich im Alter zwischen 11 und 13 Jahren in den Schulklassen ein Ungleichgewicht bemerkbar. Wenn Mädchen und Jungen dieser Altersgruppe das gleiche Muskeltraining durchführen, wird nur bei Jungen die Lust auf Bewegung gesteigert, weil ihre Pubertätsentwicklung noch nicht begonnen hat. Doch bei beiden Geschlechtern nimmt die Kraft in gleicher Weise zu.

Dies haben wir aus unserer Zollikon-Studie gelernt. Die Ressourcen, die wir ohne öffentliche Unterstützung aufbringen konnten, reichten nur, um sechs Klassen zu untersuchen. Die Mädchen und Jungen dieser sechs Klassen waren im Alter zwischen 10 und 13 Jahren. Für die Untersuchung zusätzlicher Klassen mit jüngeren Schülerinnen und Schülern reichten unsere finanziellen Mittel nicht aus. So hatten wir also 42 Mädchen von 10 bis 13 Jahren und 60 Jungen im gleichen Alter zur Verfügung. Weil nur bei Jungs die spontane Aktivität zunahm, wäre es aufschlussreich gewesen, noch eine jüngere Gruppe, hauptsächlich von Mädchen, zu studieren. Sobald als möglich werden wir das nachholen.

Bis weitere Resultate vorliegen, handelt es sich bei unserer Behauptung, dass Jungen und Mädchen sich bezüglich Training und Bewegungsfreude bis zum Einsetzen der Pubertätsentwicklung gleich verhalten, um eine Hypothese. Nichts deutet aber daraufhin, dass diese Hypothese falsch sein könnte und dass sich Mädchen und Jungs vor der Pubertät in dieser Hinsicht unterschiedlich verhalten.

Erst die Pubertätsentwicklung führt Jungen und Mädchen endgültig in unterschiedliche Richtungen – auch was Körperzusammensetzung und Kraft betrifft. Die Jungen produzieren zur Hauptsache das männliche Geschlechtshormon Testosteron und die Mädchen das weibliche Geschlechtshormon Östradiol. Das männliche Geschlechtshormon bewirkt während der männlichen Pubertät eine massive Zunahme der Muskulatur um bis zu 25 Prozent pro Jahr. Auch die Kraft der Muskeln nimmt entsprechend zu, vorausgesetzt dass sie benützt und trainiert werden. Weil bei den jungen Frauen viel kleinere Mengen von männlichem Geschlechtshormon gebildet werden, hält sich auch die Zunahme der Muskulatur in engen Grenzen, dafür nimmt unter der Ägide des Östradiols die Fettmenge zu. Deshalb haben Männer von Natur aus mehr Muskelkraft als Frauen und deshalb ist die Zufuhr von Testosteron bei Sportlerinnen und Sportlern verboten. Es würde denjenigen, die sich das Hormon zuführen, einen muskulären Vorteil gegenüber ihren Konkurrenten bieten, die sich kein Testosteron zuführen. Wahrscheinlich ist der Einfluss der Kraft auf die Bewegungsfreude bei erwachsenen Frauen und Männern identisch, das heisst, dass bei beiden Geschlechtern mehr Kraft die Lust auf Bewegung im Erwachsenenalter nicht mehr steigert.

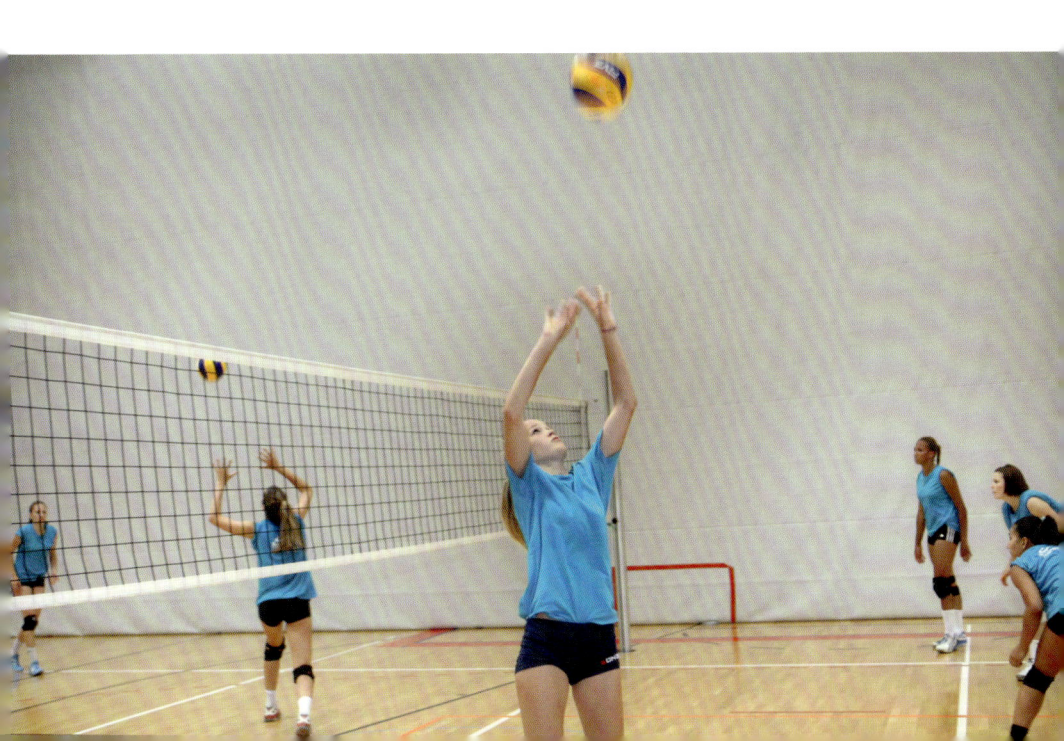

Kapitel 10

Die zweite Dimension des Spieltriebs

Dass Kinder fürs Leben gern spielen, verdanken sie ihrem Spieltrieb. Hinter dem Spieltrieb unserer Kinder steckt aber wahrscheinlich mehr als wir gemeinhin annehmen. Ich vermute, dass der Spieltrieb Kinder nicht nur dazu antreibt, Bewegungsfähigkeiten und soziales Verhalten zu erlernen und einzuüben, sondern dass der Spieltrieb auch für die Entwicklung von Kraft und Muskeln eine wichtige Rolle spielt.

Der Spieltrieb treibt zur Energieverschwendung an

Jedes Kind verfügt über einen Spieltrieb, der im Englischen als «play instinct» bezeichnet wird. Dass der Spieltrieb auch bei Säugetieren vorhanden ist, wissen alle Hunde- und Katzenfreunde. Erstaunlicherweise interessiert sich aber die medizinische Wissenschaft kaum für den Spieltrieb, obschon er im Kinderleben so zentral ist und sehr viel Raum beansprucht. Wir haben zwar alle den Eindruck, wir wüssten, was es mit dem Spieltrieb auf sich hat. Das ist doch der Trieb, der bewirkt, dass sich Kinder voller Lust und Freude dem Spielen zuwenden und darin aufgehen. Doch die Wissenschaftler wissen nicht genau, was der Spieltrieb eigentlich ist, welche Hirnregion ihn steuert, was er bezweckt, wozu er nützlich ist.

Verhaltensbiologen nehmen an, dass der Spieltrieb dazu dient, dass sich Kinder im Spielalter (zwischen zwei und sechs Jahren) motorische und soziale Fähigkeiten aneignen können, indem sie im Spiel durch Versuch und Irrtum lernen. Ich frage mich aber, ob diese Erklärung wirklich ausreichend

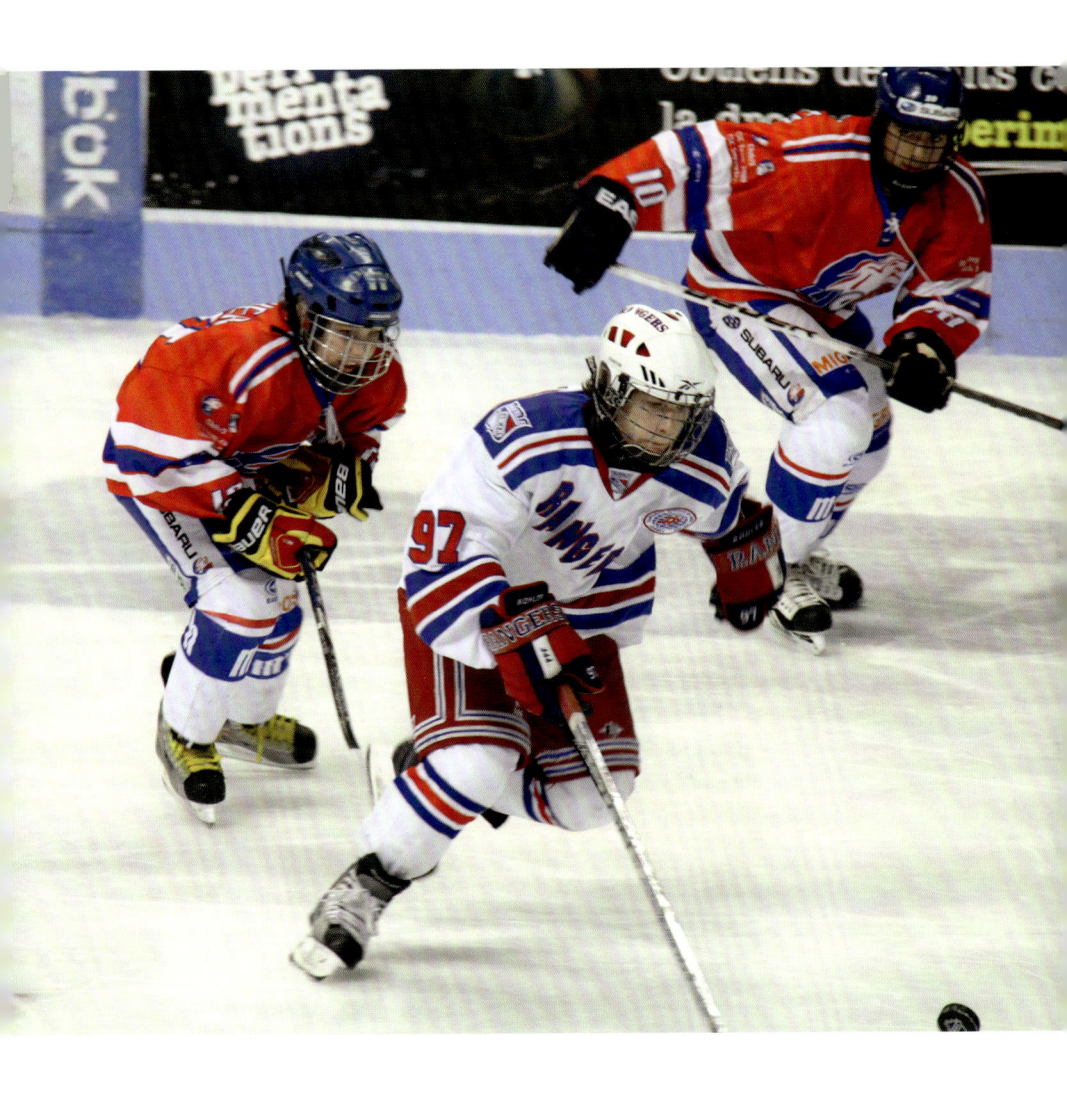

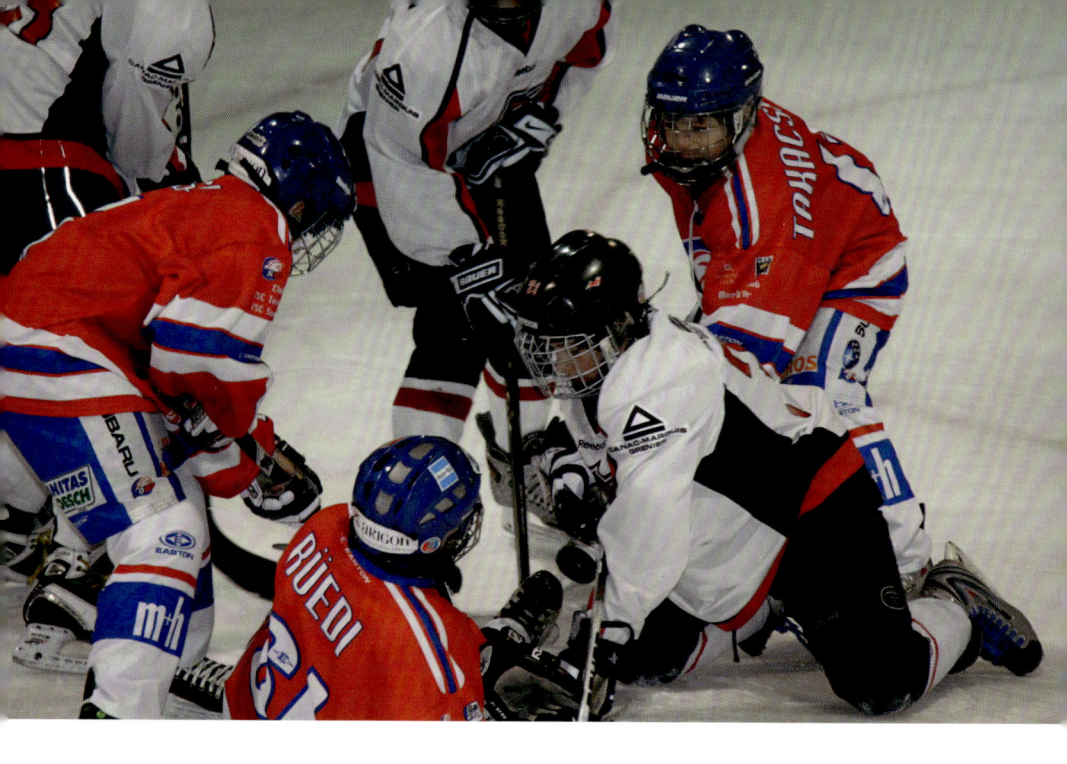

ist. Was mich stutzig macht, ist die in diesem Buch bereits eingehend erläuterte Tatsache, dass der Energiehaushalt von Mensch und Tier, ob jung oder alt, äusserst ökonomisch geregelt wird und dass der Körper keinen Aufwand scheut, Energie zu sparen und zu speichern. Doch während des Spiels ist bei Kindern ein völlig anderes Energienutzungsprogramm aktiv als bei Erwachsenen. Das wird Ihnen sogleich einleuchten, wenn Sie Kindern zuschauen, die im Wald oder auf dem Spielplatz herumtollen, voller Hingabe Räuber und Polizist spielen oder unermüdlich dem Ball nachrennen. Sobald ein Junge im Spiel einem Ball nachläuft und sich voll verausgabt, ist keine Spur mehr von Energiesparen erkennbar, während sich ein Junge, der in einem grossen Gebäude die Wahl zwischen Lift und Treppe hat, automatisch und völlig selbstverständlich wie ein Erwachsener für den Lift entscheidet.

Es erscheint mir deshalb sehr unglaubwürdig, dass die Natur beim Spielen derart grosszügig Energie «verschwendet», nur damit der Nachwuchs Bewegungsabläufe lernen, üben und automatisieren kann. Von der psychosozialen Reifung durch Spielen ganz zu schweigen, denn dieses Ziel wäre problemlos mit deutlich weniger Energieaufwand erreichbar. Wenn wir an all die verflossenen Jahrtausende mit ihren unweigerlich wiederkehrenden oder drohenden Hungersnöten denken, dann müssten wir den Spieltrieb geradezu als tödliche Gefahr für jedes Kind bezeichnen. Wenn die Nahrung knapp ist und niemand weiss, ob es am nächsten Tag noch etwas zu essen gibt, ist jede Energieverschwendung lebensgefährlich. Ist es wirklich sinnvoll, Energiereserven, die zum Überleben nötig wären, durch Spielen buchstäblich zu verspielen? Wenn ich mir überlege, mit welchem Aufwand und mit welcher Raffinesse in jeder Situation Energie gespart, neu zugeführt oder gespeichert wird, dann komme ich nicht umhin, für den Spieltrieb noch nach anderen und wichtigeren Zielen zu suchen.

Die Bedeutung des Spieltriebs für den Zuwachs an Muskeln und Kraft

Ein zusätzlicher Zweck des Spieltriebs liegt geradezu auf der Hand, denn Spielen regt den Aufbau von Muskeln und Kraft an. Speziell die Zeit zwischen dem neunten Geburtstag und dem Beginn der Pubertät ist wahrscheinlich für diesen zusätzlichen Zweck des Spieltriebs besonders geeignet. In diese Zeit fällt das, was Kinder-Hormonspezialisten (pädiatrische Endokrinologen) als Adrenarche bezeichnen. In der Adrenarche nimmt die Menge männlicher Geschlechtshormone im Blut von Jungen und Mädchen leicht zu. Diese Hormone werden aber nicht in den Hoden und Eierstöcken gebildet, wie das später im Leben der Fall ist, wenn die Pubertätsentwicklung begonnen hat. Zur Zeit der Adrenarche – wenn gewissermassen die beiden Nebennieren erwachen – stammen die männlichen Geschlechtshormone aus diesen Hormondrüsen, die zwar kaum bekannt sind, ohne die wir aber nicht überleben können. Die Nebennieren haben mit den beiden Nieren nichts zu tun, ausser dass sie sich in deren Nähe befinden und entsprechend benannt wurden. Eigentlich wissen wir erst wenig über die Adrenarche. Bekannt ist nur, dass sie bei jedem Kind nachweisbar ist, doch wir verstehen nicht, was sie bezweckt und wie sie geregelt wird.
Mein früherer Lehrer Professor Andrea Prader und der Mathematiker Theo Gasser haben sich intensiv mit der Adrenarche beschäftigt. Sie entdeckten, dass sich die Adrenarche bei jedem Kind durch eine kurze Wachstumsbeschleunigung zu erkennen gibt. Weil die Wachstumsbeschleunigung relativ gering ist und weil sie zu unterschiedlichen Zeitpunkten auftreten kann, wird sie nur dann erkennbar, wenn die Kinder in kurzen Abständen ganz genau

gemessen werden. Manchmal machen spezielle Zeichen auf die Adrenarche aufmerksam, zum Beispiel wenn Kinder schon recht lange vor der Pubertät nach Schweiss riechen, wenn sie etwas unreine Haut bekommen oder wenn bei Mädchen und Jungen die ersten Schamhaare sehr früh wachsen.

Unter anderem bewirken männliche Geschlechtshormone eine Zunahme der Muskulatur. So nimmt die Muskulatur in der Pubertät bei Jungen mehr zu als bei Mädchen, denn Jungen haben mehr männliche Geschlechtshormone als Mädchen. Auch wenn Sportler als Doping männliche Geschlechtshormone zur Leistungssteigerung verwenden, bauen sie vermehrt Muskelgewebe auf. Dass auch die Adrenarche mithelfen kann, Muskeln zu bilden, ist deshalb keineswegs erstaunlich. Das männliche Geschlechtshormon wirkt aber besser, wenn die Muskeln gleichzeitig benutzt, also trainiert werden. Und was regt Kinder besser dazu an, die Muskeln zu benutzen, als der Spieltrieb? So könnten Spieltrieb und Adrenarche wie nette Geschwister schön zusammenspielen und sich gegenseitig stimulieren.

Der Spieltrieb unterstützt also wahrscheinlich nicht nur die Aneignung von Fertigkeiten und Fähigkeiten, sondern hilft in einer zweiten Dimension mit, die Muskulatur weiter auszubilden. Vorläufig ist diese Hypothese, die ich hier vorstelle, noch nicht bewiesen. Vielleicht schüttelt der eine oder andere meiner Kollegen Wissenschaftler den Kopf, wenn er diese Zeilen liest. Vielleicht ärgern sich auch einige darüber, nicht selbst an diese Zusammenhänge gedacht zu haben und beginnen schleunigst mit Studien, die meine Hypothese beweisen oder widerlegen. Weil wir am PEZZ kein grosses Team sind und nur über knappe finanzielle Mittel verfügen, könnte es sein, dass meine Ideen später von einer anderen Person bewiesen werden. Wissenschaft ist manchmal mühselig, denn eine neue Idee kann erst publiziert werden, wenn der Nachweis erbracht wurde, dass sie mit mindestens 95-prozentiger Wahrscheinlichkeit richtig ist. Wer letztlich die Richtigkeit der Idee beweist, kann damit rechnen, dass ihm fortan auch die Idee selbst zugeschrieben wird.

Lassen Sie mich noch eine Anschlusshypothese hinzufügen. Zuerst habe ich die Idee formuliert, dass die zweite Funktion des Spieltriebs darin besteht, Muskulatur und Kraft weiter auszubilden. Dann habe ich darauf aufmerksam gemacht, dass dabei möglicherweise die Adrenarche durch leichte Erhöhung der männlichen Geschlechtshormone im Blut hilfreich ist.

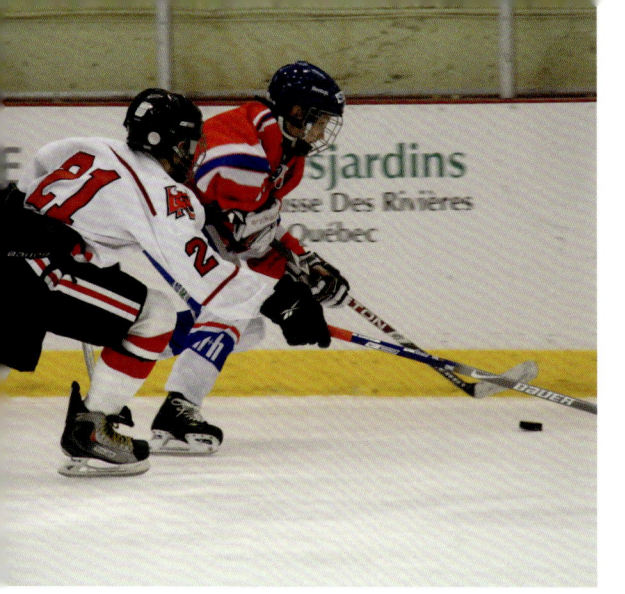

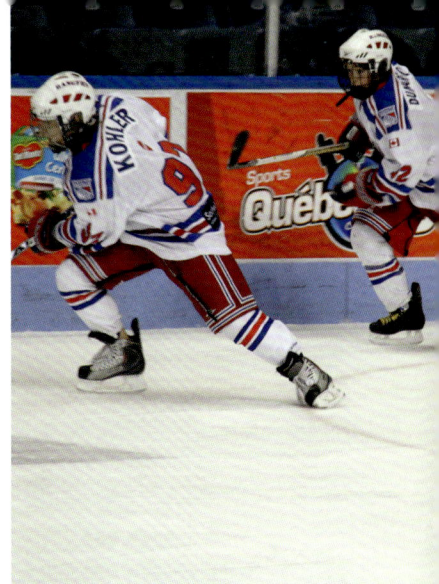

Schliesslich gibt es auch noch gute Gründe anzunehmen, dass die Körperzusammensetzung, und dabei besonders die Muskulatur, die unmittelbar vor der Pubertät vorhanden ist, für das ganze weitere Leben eine zentrale Bedeutung besitzt. In seiner ersten Dimension dient der Spieltrieb also dazu, motorische und soziale Fähigkeiten zu erlernen und einzuüben. In seiner zweiten Dimension ist der Spieltrieb aber wahrscheinlich auch für die Ausbildung von Kraft und Muskultur vor der Pubertät und damit letztlich in seiner dritten Dimension für das ganze spätere Leben von entscheidender Bedeutung.

Diese Zusammenhänge lassen den Spieltrieb, also die Lust herumzurennen und die Muskeln zu gebrauchen, in einem unerwarteten, neuen Licht erscheinen. Wenn wir neben der Bedeutung des Spieltriebs zudem unser Kraftfenster berücksichtigen, können wir erst richtig erkennen, wie enorm wichtig Bewegung in der Kindheit ist.

Kapitel 11

Fragwürdige Talentauswahl

Viele Aspekte spielen bei der Talentauswahl eine Rolle. Im Juniorensport muss besonders auch auf die körperliche Entwicklung der Kinder geachtet werden. Wenn die Entwicklung nicht sorgfältig berücksichtigt wird, ist zu befürchten, dass die Falschen als vermeintlich Talentierte gefördert werden, während viele Talente unerkannt bleiben und dem Sport frustriert den Rücken kehren. Was bei der Talentauswahl heute falsch läuft und wie unsere Sportclubs ihre Aufgabe besser erfüllen könnten, zeige ich in diesem Kapitel.

Bleiben grosse Talente meistens unerkannt?

Ich hege den begründeten Verdacht, dass es fast nur auf Glück beruht, wenn ein Talent entdeckt und gefördert wird. Wahrscheinlich werden die meisten Talente verpasst, zumindest im Sport. In Zürich werden Kinder in der Schule in der ersten Klasse sportlich getestet. In der Annahme, dass Talente bereits im Alter von sieben Jahren zu erkennen seien, werden die Kinder, die beim Test am besten abschneiden, im «Talent-Eye» von Zürich speziell gefördert. In Australien dagegen steht das «Talent-Eye» allen Schülern offen, die gerne Sport treiben. Dort wird der sportlichen Aktivität der Kinder mehr Aufmerksamkeit geschenkt und es wird mehr Geld dafür ausgegeben, weil offenbar die Bewegungsaktivität der Kinder als wichtiger erachtet wird als in der Schweiz. Das wird mittel- und langfristig auch dazu führen, dass die ganze Bevölkerung in Australien sportlich aktiver wird als bei uns, weil Kinder mit der Zeit zu Erwachsenen werden. Es dürfte aber auch dazu führen,

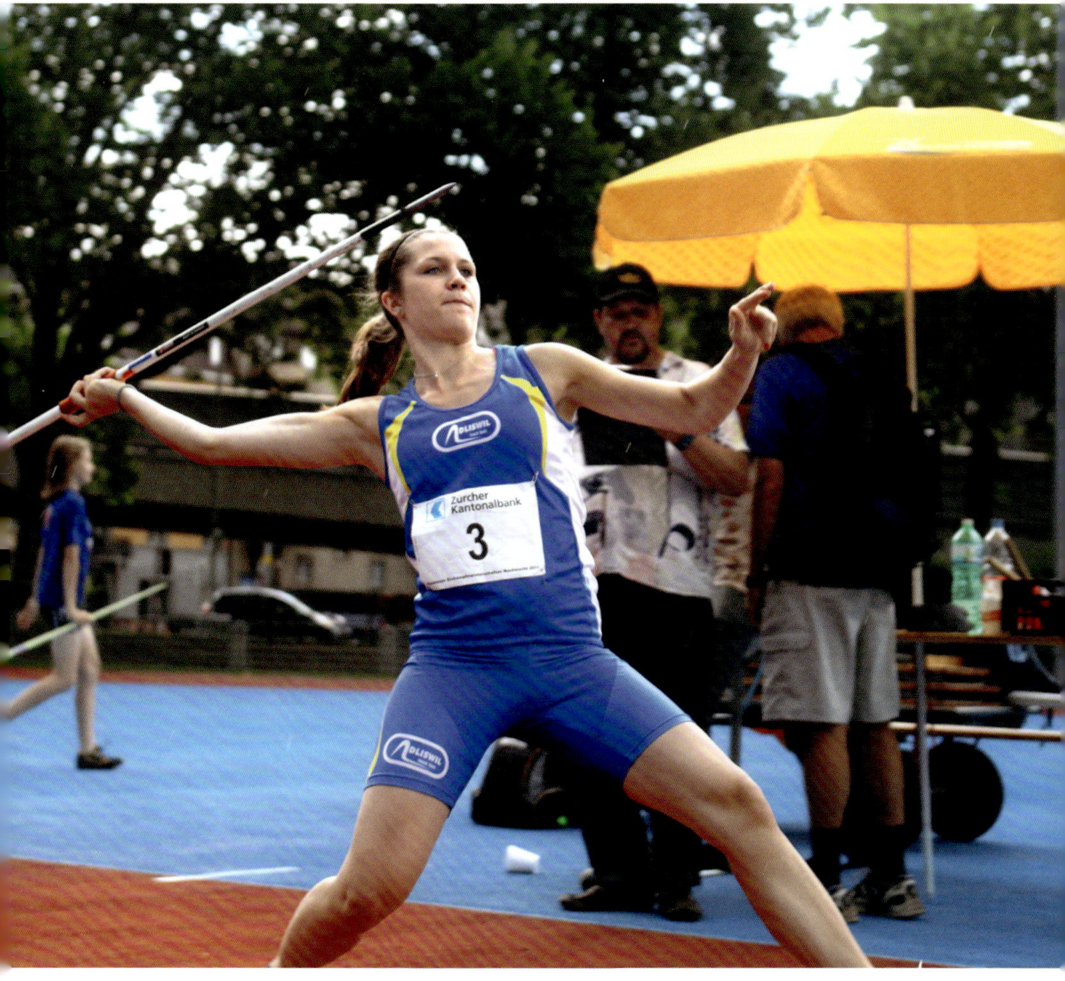
ADLISWIL
Zürcher
Kantonalbank
3
ADLISWIL

dass in Australien mehr sportliche Talente erkannt werden, die eine breitere Basis für den Spitzensport bilden.

Was ist ein Talent? Diese Frage stellt sich nicht nur im Sport, sondern auf allen Gebieten. Jede Schule, jede Universität, jede Firma wünscht sich die talentiertesten Schülerinnen und Schüler, Studenten und Angestellten. Die Identifizierung der Talente hat weitreichende Konsequenzen, wie das Zürcher Talent-Eye zeigt. Die grosse Mehrheit, die vom Zürcher Talent-Eye nicht als förderungswürdig erkannt wird, wird von einer spezifischen Förderung ausgeschlossen.

Offenbar gibt es auch ein Arzttalent. Weil uns in der Schweiz das Geld reut, unsere eigenen Ärzte auszubilden, beschränken wir den Zugang zum Medizinstudium mit einer «Eignungsprüfung». Eignung ist nichts anderes als Talent, etwas breiter gefasst. Wie beim Talent-Eye werden diejenigen, die aufgrund dieser Prüfung als nicht geeignet erscheinen, also kein Talent haben, nicht zum Medizinstudium zugelassen. Später werden Medizinstudenten aber Psychiater, Chirurgen, Rechtsmediziner, Pathologen, Augenchirurgen, Schönheitschirurgen, Molekularbiologen, Versicherungsmediziner, Direktoren von Bundesämtern, Verwaltungsratspräsidenten von grossen internationalen Firmen und so weiter. Für all dies soll es ein einziges Talent geben, das man mittels einer Prüfung herausfinden kann? Welche Fähigkeiten werden denn da speziell ausgewählt? Wahrscheinlich wählt man wie überall einfach die «Pflegeleichten», denen das Auswendiglernen leicht fällt. Die Kreativen, die zu mehr Widerspruch neigen und mit ihrem Ideenreichtum die

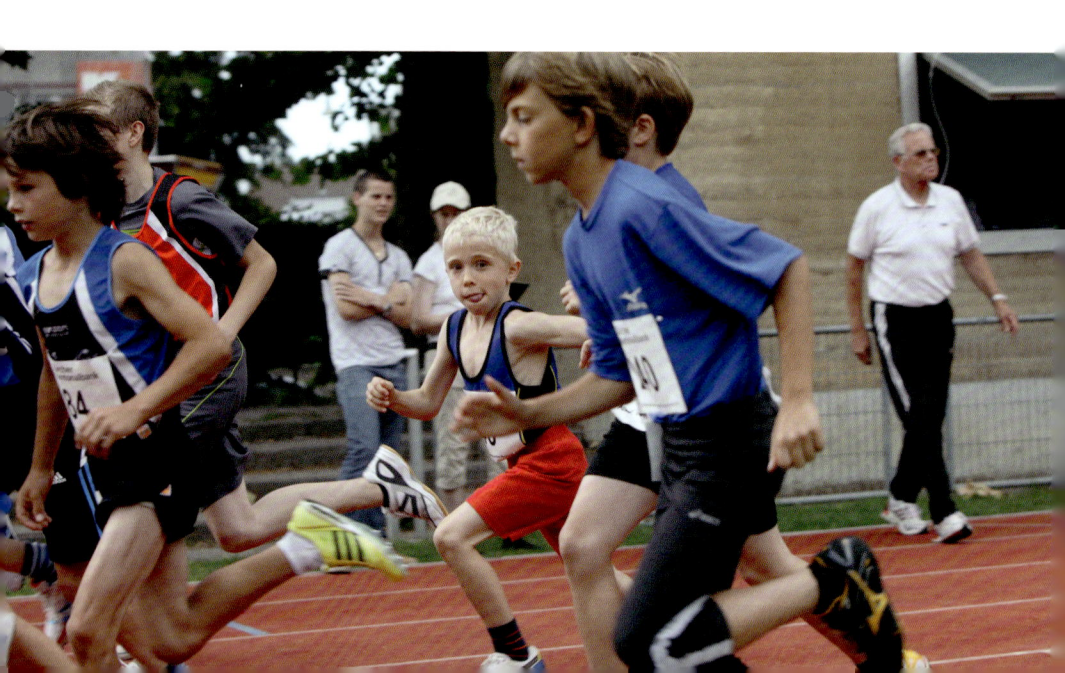

Verwaltung der Universitäten und Spitäler schwieriger machen, also die wirklichen Talente, schliesst man dagegen von Anfang an aus. Dies ist zumindest mein persönlicher Eindruck. Aber das ganze Land ist später auf die Ärzte angewiesen, die auf Grund solcher Auswahlkriterien ausgewählt wurden – und niemand hat verstanden, nach welchen Kriterien ausgewählt wird. Auch die paar Bürokraten nicht, die diese «Eignungsprüfungen» unter Umgehung aller demokratischen Kontrollen eingeführt haben.

Wie gesagt, die Talentdiskussion gibt es in jedem Fach. Erfahrene Professoren von anerkannten Talentschmieden sind überzeugt, dass es gar nicht möglich ist, Talente herauszufiltern. Vielfach werden Talente einfach gemacht, indem ihnen eine bessere Ausbildung ermöglicht wird. Sei es, weil der Betreffende Glück gehabt hat oder manchmal aufgrund der guten Beziehungen des Vaters oder der guten Finanzmittel der Mutter.

Kehren wir nun zum Sport zurück. Am einfachsten ist es wohl, wenn wir die Laufbahn eines Leistungssportlers von der Geburt bis zum Spitzenathleten verfolgen. Zuerst muss man sich einmal die richtigen Eltern auswählen. Dabei denke ich weniger an die Genetik, sondern mehr an die spätere Förderung. Die Eltern müssen bereit sein, einige Strapazen auf sich zu nehmen, wie wir bald sehen werden. Die Frage, ob sportlicher Erfolg genetisch bedingt ist, stellt sich immer wieder. Weil aber die Eltern meist nicht nur das Erbgut liefern, sondern später auch für die sportliche Förderung verantwortlich sind, lässt sich die Frage nicht endgültig beantworten. Viele Wissenschaftler sind der Meinung, dass die Genetik im Vergleich zur Förderung eher eine untergeordnete Rolle spielt.

Sie haben in diesem Buch sehr viel über die Förderung gelesen. Das erste wichtige Zeitfenster, das Koordinationsfenster, habe ich ausführlich dargelegt. Selbstverständlich macht es einen grossen Unterschied, ob die Eltern Bewegungsmuffel oder Vielbeweger sind. Kinder lernen am Beispiel. Wenn die Eltern am Sonntag zu Hause sitzen und fernsehen, dann sitzt das Kind eben auch zu Hause und sieht fern. Wenn die Eltern aber am Sonntag in die Natur hinausgehen, in die Berge oder in den Wald, dann ist das Kind auch in der Natur, in den Bergen oder im Wald und hat dort ein optimales Umfeld für eigene Bewegungserlebnisse und Bewegungserfahrungen, sodass es sich bewegungstechnisch und koordinativ schnell, effizient und umfassend entwickeln kann. So wird das Fundament für spätere Spitzenleistungen gelegt, wie viele Beispiele zeigen. Wenn kleine Kinder wenig Gelegenheit und wenig

Platz für Bewegung haben, dann ist die Wahrscheinlichkeit eher gering, dass sie Vielbeweger und grosse Sportler werden.

Etwa mit Schuleintritt beginnen sich die Kinder auch für einzelne Sportarten speziell zu interessieren. Dann richten sie bald einmal die Frage an die Eltern, ob sie in den Fussballclub oder den Eishockeyclub eintreten oder Tennisstunden nehmen dürfen. Manchmal drängen auch die Eltern ihre Kinder mit mehr oder weniger Fingerspitzengefühl in Richtung einer Sportart und eines entsprechenden Vereins. Die Eltern freuen sich über die Fortschritte ihres Kindes und sind meistens davon überzeugt, dass ihr Kind ein ausserordentliches Talent ist. Das ist ein so natürlicher Vorgang wie die Idee, dass das eigene Kind das schönste Kind der Welt ist. Die Kinder sehen das ähnlich. Eltern und Kinder nehmen die Realität in dieser Zeit oft nur beschränkt wahr. Gibt es diese Realität überhaupt? Jedes Kind, das auf die Welt kommt, ist ein weitgehend unbeschriebenes Blatt. Alles scheint noch möglich, von der Schönheitskönigin bis zum Bundespräsidenten. Und die Kinder lernen und machen grosse Fortschritte. Die Eltern sind beeindruckt und bemerken lange nicht, dass viele andere Kinder auch so grosse Fortschritte machen. Viele Kinder und Eltern sind überzeugt, dass die Welt nur auf sie, respektive ihr Kind, gewartet hat. Wenn der Lehrer oder der Trainer am Kind etwas auszusetzen hat, dann fragen sich viele Eltern, was denn der Lehrer oder der Trainer nur hat. Ich glaube, dass auch das weitgehend normal ist. Der Realitätsbezug sollte aber bei Eltern etwas früher kommen als bei den Kindern, bei denen er sich den Sport betreffend etwa um die Pubertät herum einstellt.

Wir haben in früheren Kapiteln darüber gesprochen, dass die körperliche Aktivität der heutigen Kinder und Jugendlichen hauptsächlich im Rahmen von sportlichen Tätigkeiten stattfindet. Deshalb ist der Sport entscheidend für die körperliche Leistungsfähigkeit unserer Kinder. Da davon auszugehen ist, dass die sportliche Betätigung in der Kindheit auch entscheidend ist für die körperliche Leistungsfähigkeit im Erwachsenenalter, wird klar, wie wichtig die sportliche Betätigung in der Kindheit für die gesamte Volksgesundheit ist. Ebenso klar und sicher ist der folgende Satz: Je breiter die Basis der sportlich aktiven Kinder und Jugendlichen ist, desto breiter ist auch die Spitze der Spitzensportler.

Zum Glück gibt es in der Schweiz ein sehr grosses Angebot von Turn- und Sportvereinen, die sich um den Breitensport kümmern. Man kann wirklich sagen, dass praktisch für jedes Kind eine Möglichkeit besteht auch ausserhalb der Schule in einem Verein Sport zu treiben. Doch es bestehen gewisse Einschränkungen. Kinder und ihre Eltern sind darauf angewiesen, dass sie ihren Sport in der Nähe ausüben können, sonst wird der Aufwand für den Transport zu gross. Und dann gibt es natürlich auch beliebtere und weniger beliebte Sportarten, ganz zuoberst steht Fussball als absoluter Renner. Und gerade im Fussball gibt es zum Beispiel in Zürich Wartelisten. Vor allem die grossen Sportclubs, die bei Kindern besonders hoch im Kurs stehen, wollen Talente finden und Talente ausbilden. Das Ziel besteht darin, so viele Leistungssportler wie möglich zu haben und diese für das Wohl des Clubs einzusetzen oder in noch grössere Clubs zu transferieren, meist gegen Bezahlung. Dabei darf man nicht vergessen, dass ein Club für die Ausbildung beispielsweise eines 15-jährigen Eishockeyspielers bereits etwa CHF 30 000.– aufgewendet hat. Die Vereine und Clubs müssen sich selbst finanzieren. Obwohl sie für das Gemeinwohl wichtig sind, wie beispielsweise der öffentliche Verkehr, werden sie nicht oder nur sehr unzureichend von der Öffentlichkeit finanziert. Man muss sich also bewusst sein, dass die Sportvereine keinen Auftrag haben, den Breitensport zu fördern und im Bereich der Prävention tätig zu sein.

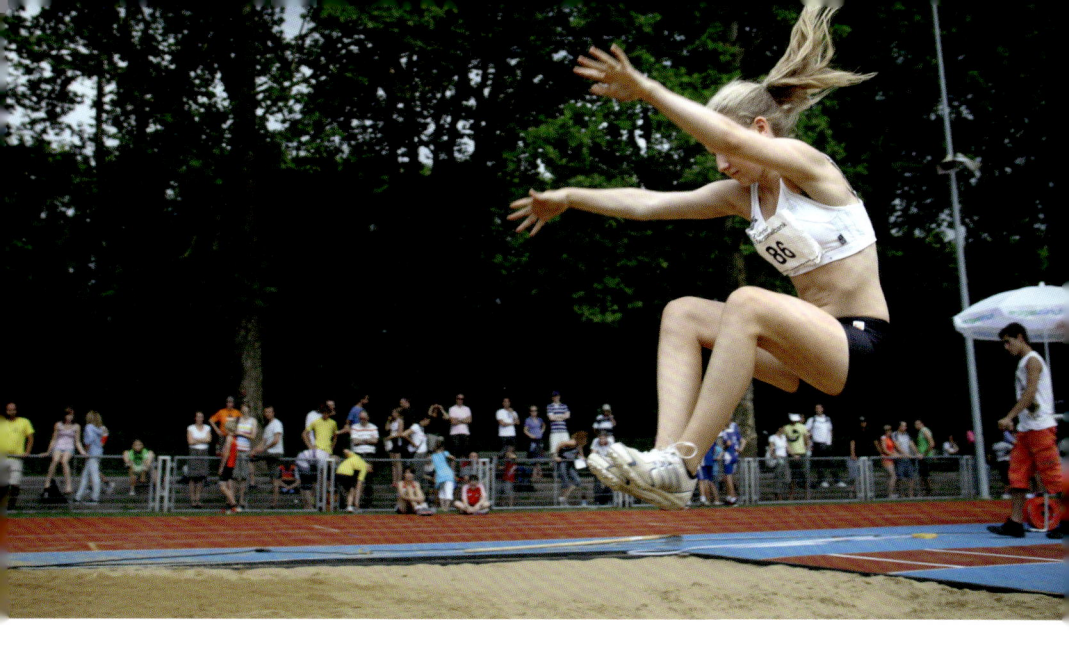

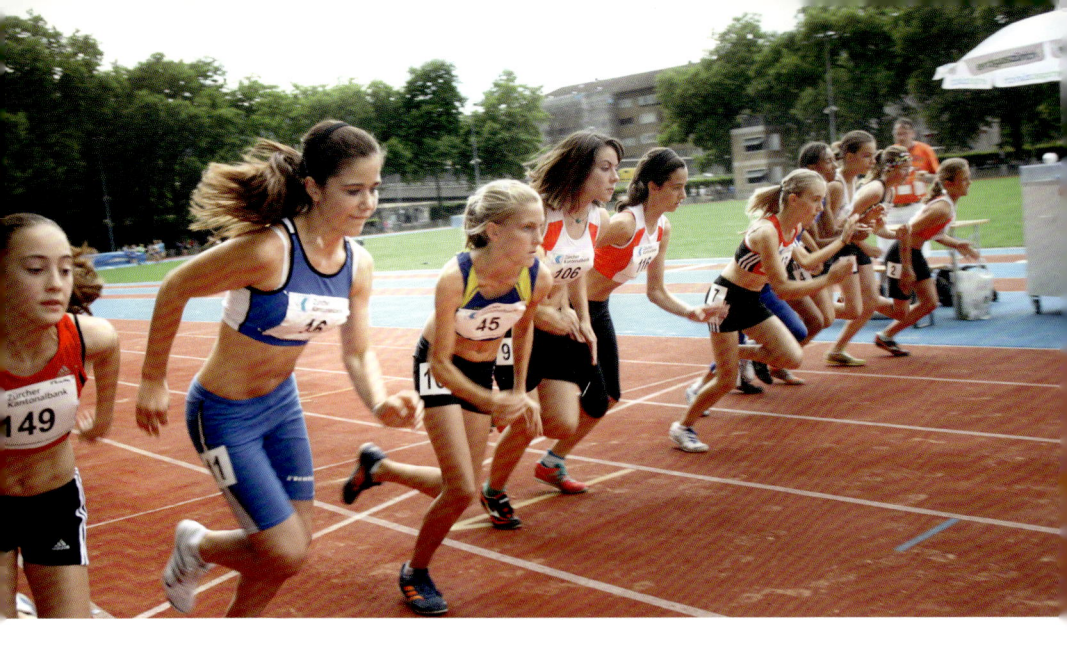

Faktisch sind aber alle Sportvereine natürlich im Breitensport tätig und zwar vor allem deshalb, weil man eben nicht weiss, was ein Talent ist. Deshalb müssen sie vor allem auf der Stufe der Jüngeren viele Kinder fördern in der Hoffnung, die richtigen zu fördern, nämlich diejenigen, die später Spitzenleistungen erbringen können. Die Aktivität im Breitensport ist also keine Kernkompetenz der grossen Sportvereine, sondern eher der lokalen Dorf- oder Quartiervereine. Die für die Kinder besonders attraktiven grossen Vereine sind im Breitensport tätig, weil das für ihren Erfolg teilweise notwendig ist. Je älter die Kinder und Jugendlichen werden, desto klarer zeichnet sich ab, wer für den Verein längerfristig profitabel sein könnte. Entsprechend ist ein Verein auf diesen Altersstufen immer weniger am Breitensport interessiert. Ich schreibe das alles ohne kritischen Unterton. Es geht mir hier nur darum, die Funktion der Vereine besser verständlich zu machen. Es ist für alle Clubs ganz zentral, möglichst viele Talente in den eigenen Reihen zu haben. Ohne Talente ist das Überleben vieler Clubs gefährdet.

Erstaunlich ist aus wissenschaftlicher Perspektive, wie unprofessionell die Talentsichtung geschieht. Jetzt höre ich bereits den Aufschrei von vielen Vereinsverantwortlichen. Diese teilen natürlich meine Meinung nicht. Sie sind alle der Ansicht, ihre Talentsichtung sei hoch professionell und man könne diese Aufgabe nicht besser erfüllen. Wenn ich einem Verein neue Vorschläge unterbreite, flippen die Verantwortlichen regelmässig aus. Es ist für sie ganz einfach nicht denkbar, dass ihre Methoden nicht optimal sein könnten. Und sie denken ohnehin, dass ein Aussenstehender und gar noch ein Wissenschaftler von diesen Dingen mit Sicherheit keine Ahnung hat.

Bisher steht also Behauptung gegen Behauptung. Ich behaupte, dass die Clubs Talente mehr schlecht als recht sichten und die Clubs sind überzeugt, dass sie ihr Kerngeschäft optimal betreiben und dass man es nicht besser machen kann. Lassen Sie mich deshalb im Folgenden meine Behauptung an einem eindrücklichen Beispiel illustrieren.

Sind Frühlingskinder und Frühentwickler wirklich talentierter?

Es ist seit einiger Zeit bekannt, dass in der Schweizer Fussballnationalmannschaft die Geburtsmonate Januar bis Juni deutlich stärker vertreten sind. Etwa 70 bis 80 % dieser Spitzenfussballer sind in den Monaten Januar bis Juni geboren. Was bedeutet das nun? Heisst das, dass Kinder, die im Frühling geboren werden, körperlich gesehen bessere Voraussetzungen für den Spitzensport mitbringen als solche, die im Herbst geboren sind? Spielt der Mondstand eine Rolle? Oder liegt es an der Tatsache, dass die Tage täglich länger und wärmer werden? Oder hat der Frühling einen Einfluss auf die Hormone der Mutter? Kommen die werdenden Mütter im Frühling zu mehr Vitaminen und Spurenelementen? Werden deshalb die Kinder stärker? Ja, was denken Sie? Wir beschäftigen uns mit diesem Phänomen schon seit längerer Zeit, ganz einfach, weil es uns fasziniert. Wir haben dazu in letzter Zeit auch einige Recherchen angestellt. Ich möchte Ihnen diese im Folgenden darlegen.

Alles begann damit, dass zwei junge Talente, nämlich junge Schwimmer, unabhängig voneinander in unsere Wachstums- und Hormonsprechstunde kamen. Der eine von ihnen war ein ausgesprochener Spätentwickler. Den anderen kannten wir schon lange wegen einer Hormonstörung, welche aber seit Jahren behandelt wurde und welche seine Leistungen nicht beeinflusste. Beide Schwimmer waren etwa 16 Jahre alt und beide besassen ein genaues Profil ihrer Leistungen, insbesondere eine Aufstellung ihrer Zeiten über 50 Meter Brust der vergangenen Jahre. Aus diesen beiden Aufstellungen haben wir sehr viel gelernt. Zuerst muss ich aber kurz darüber berichten, was ein Spätentwickler ist.

Es gibt Kinder, welche ihre Pubertätsentwicklung früh beginnen und andere, die sie spät beginnen. So gibt es Mädchen, die ihre erste Periode mit 11 Jahren haben, also zwei Jahre früher als der Durchschnitt der Gleichaltrigen. Sie sind entsprechend auch bereits mit 13 Jahren ausgewachsen, also wiederum zwei Jahre früher als der Durchschnitt der Gleichaltrigen. Das Umgekehrte gibt es natürlich auch, Mädchen die ihre erste Periode mit 15 Jahren haben und dann erst mit 17 Jahren ausgewachsen sind, also zwei Jahre später als der Durchschnitt der Gleichaltrigen. Bei den Jungen gibt es diese Muster selbstverständlich auch. Wir können bereits während der Kindheit voraussagen, ob ein Kind seine Pubertätsentwicklung früh oder spät beginnen wird. Dazu benützen wir ein Handröntgenbild und lesen daraus das sogenannte Knochenalter, das dem biologischen Alter entspricht. Bei einem Kind, dessen Knochenalter zum Beispiel um zwei Jahre verzögert ist, wird in der Regel auch die Pubertätsentwicklung zwei Jahre später beginnen und das Wachstum wird zwei Jahre länger dauern als bei Gleichaltrigen.

Die Verzögerung bleibt während der ganzen Kindheit bestehen, bis die Kinder ausgewachsen sind. Sie sind also während ihrer Kindheit kleiner als die gleichaltrigen Kolleginnen und Kollegen, die Pubertätsentwicklung beginnt später und das Wachstum dauert länger. Weil in den meisten Mannschaftssportarten die Körpergrösse ein wichtiger Faktor ist, haben sie bereits vor der Pubertät durch ihre kleine Körpergrösse einen Nachteil und zwar unabhängig davon, ob sie Talent haben oder nicht. Dann kommt aber die frühe oder späte Pubertätsentwicklung dazu. Die Muskelmasse von Jungen nimmt vor der Pubertät nur um fünf Prozent pro Jahr zu, während der Pubertät aber um 25 Prozent pro Jahr. Überdies sind biologisch verzögerte Kinder wahrscheinlich auch in anderen wichtigen Teilleistungsbereichen verzögert. So ist es denkbar, dass sie beim Spielverständnis Nachteile haben im Vergleich zu den Nichtverzögerten oder sogar Beschleunigten, wiederum unabhängig davon, wie gross ihr Talent eigentlich ist, oder besser gesagt, eigentlich wäre. Sie haben also durch ihre Körpergrösse Nachteile und sie haben wahrscheinlich Nachteile in verschiedenen anderen Teilleistungsbereichen. Sie haben aber vor allem Nachteile, was die Entwicklung ihrer Muskulatur betrifft.

Spätentwickler können aufgrund dieser vorübergehenden Nachteile nicht als Talente erkannt werden, auch wenn sie durchaus Talent hätten. Gehen wir noch einen Schritt weiter und fragen wir uns, wie es um die Frühentwickler steht. Diese haben alle Vorteile! Sie sind dem Durchschnitt der Gleichaltrigen in den meisten Fähigkeiten, welche zum sportlichen Erfolg gehören, voraus. Deshalb kann man auch annehmen, dass sie unter den sogenannten Talenten massiv übervertreten sind. Im Gegensatz dazu sind die Spätentwickler bei den sogenannten Talenten massiv untervertreten, obwohl gleich viele von ihnen, wenn man lange genug warten würde, ebenso Talent zeigen würden wie die Frühentwickler. Schon diese theoretischen Betrachtungen zeigen, wie schwierig es ist, Talente wirklich zu erkennen. Sie zeigen auch, dass wahrscheinlich viele Talente, nämlich alle die sich spät entwickeln und wegen der Frühentwickler auch ein Teil der Normalentwickler, nicht erkannt werden. Entweder verlieren sie in der Folge ihre Lust auf Leistungssport ganz oder sie wandern zu Sportarten ab, bei denen das Entwicklungsmuster weniger wichtig ist.

Zurück nun zu unseren beiden Schwimmern. Bei ihnen haben wir zum ersten Mal gemerkt, dass diese theoretischen Überlegungen auch im praktischen Leben von jungen Sportlern von grosser Bedeutung sind. Die Zusammenstellung der Zeiten des Schwimmers, welcher sich normal entwickelt hatte, zeigten sehr schön, dass er im Alter zwischen 13 und 14 Jahren einen grossen Leistungssprung bei den Zeiten über 50 Meter Brust gemacht hatte. In diesem Jahr hatte er seine Leistungen mehr gesteigert als in den beiden vorangehenden Jahren zusammen. Man pflegte ihn in seinem Club, weil er wegen dieser ausgeprägten Leistungssteigerung nun als Supertalent galt. Ganz anders der Schwimmer mit verzögerter Entwicklung. Seine Leistungen wurden auch besser, wegen der ausbleibenden Pubertät aber eben im gleichen Rhythmus wie beim nicht verzögerten Kollegen vor der Pubertät. Und es kam, wie es in solchen Fällen immer kommt, er wurde weniger gefördert und konnte weniger trainieren als sein normal entwickelter Kollege. Er liess sich aber nicht wie andere abschrecken und entmutigen, sondern glaubte an sich. Alle waren erstaunt, als er mit 15 bis 16 Jahren auch eine aussergewöhnliche Leistungssteigerung zeigte. Die Auflösung des Rätsels ist einfach. Er hatte in diesem Alter die gleiche biologische Reifung wie sein normal entwickelter Kollege im Alter von 13 bis 14 Jahren. Aber viele seiner Kollegen haben sich durch die Frustration, dass sie in den Augen der Trainer nicht zu den Supertalenten gehörten, vom Schwimmsport abgewendet und sind so für den Verein verloren gegangen.

Das nächste schöne Beispiel ist die Geschichte eines jungen Fussballers, der wegen seiner kleinen Körpergrösse in unsere Sprechstunde kam. Im Arztbericht ist zu lesen: Die Grösse von Frederico liegt im Normbereich auf der 15. Perzentile. Die Knochenreifung verläuft um 1 ½ Jahre verzögert. Frederico ist also etwas kleiner als der Durchschnitt seiner gleichaltrigen Kollegen und sieht etwas jünger aus. Er wird seine Pubertätsentwicklung auch später beginnen als die gleichaltrigen Kollegen, dafür aber länger wachsen als diese. Die Wachstumsprognosen passen gut zu den Grössen der Eltern, er wird etwa 172 bis 176 cm gross, genauer lässt sich das noch nicht sagen. Die Grössenproblematik von Frederico zeigt sich vor allem im Fussball. Er habe gerade vom FC B. zum FC G. gewechselt, weil er in B. als relativ kleiner Spieler nicht adäquat gefördert worden sei. Es ist eine Tatsache, dass Jungen mit früherem Beginn der Pubertätsentwicklung im Sport einen Vorteil haben, weil sie zu einem früheren Zeitpunkt mehr Muskelmasse zur Verfügung haben als die anderen. Sie werden dann manchmal, und gelegentlich fälschlicherweise, als besonders talentiert angesehen. Eher kleine Jungs werden dagegen oft als weniger talentiert betrachtet, weil sie ihre Trümpfe wegen der fehlenden Muskelmasse noch nicht ausspielen können. Dazu kommt, dass Kleinere eine grössere Wahrscheinlichkeit haben, ihren Sport aufzugeben, weil sie eher frustriert werden und eine andere, für sie besser geeignete Sportart suchen. Weil Fussball in Gruppen mit dem gleichen Geburtsjahr gespielt wird, scheiden die Kleineren, und dies im Durchschnitt naturgemäss die Jüngeren, welche Ende Jahr geboren sind, aus und hören auf.

Und hier ein weiteres Beispiel: Peter ist 15 Jahre alt, noch nicht ganz ausgewachsen, ca. 180 cm gross, auf Grund des Knochenalters von 14,8 Jahren ist damit zu rechnen, dass er in ungefähr zwei Jahren mit 188 cm ausgewachsen sein wird. Da sagt mir doch Peter, der sportlich als sehr talentiert gilt und in der besten Regionalauswahl seiner Altersgruppe Fussball spielt, sein Trainer habe ihn beim nächsten Match nicht aufgestellt, weil er körperlich retardiert, also ein Spätentwickler sei! Ich bin sprachlos und überlege, ob ich etwas übersehen haben könnte. Ich habe ja sein Knochenalter bestimmt und kenne seine Pubertätsentwicklung genau – alles entspricht einem normalen 15-jährigen jungen Mann. Doch plötzlich dämmert es mir. Peter und seine Mutter bestätigen meine Vermutungen: Peter ist praktisch der einzige Jugendliche in seiner Mannschaft mit richtigen Schweizer Wurzeln. Fast alle anderen stammen von der östlichen Seite des Mittelmeers und sind wie viele Mittelmeeranwohner in ihrer körperlichen Entwicklung dem durchschnittlichen Schweizer Jugendlichen voraus. Auf Grund der Schilderung nehme ich an, dass sie im Durchschnitt etwa zwei Jahre in ihrer körperlichen Entwicklung weiter sein könnten als Peter – das bedeutet sehr viel mehr Muskelmasse und sehr viel mehr Kraft.

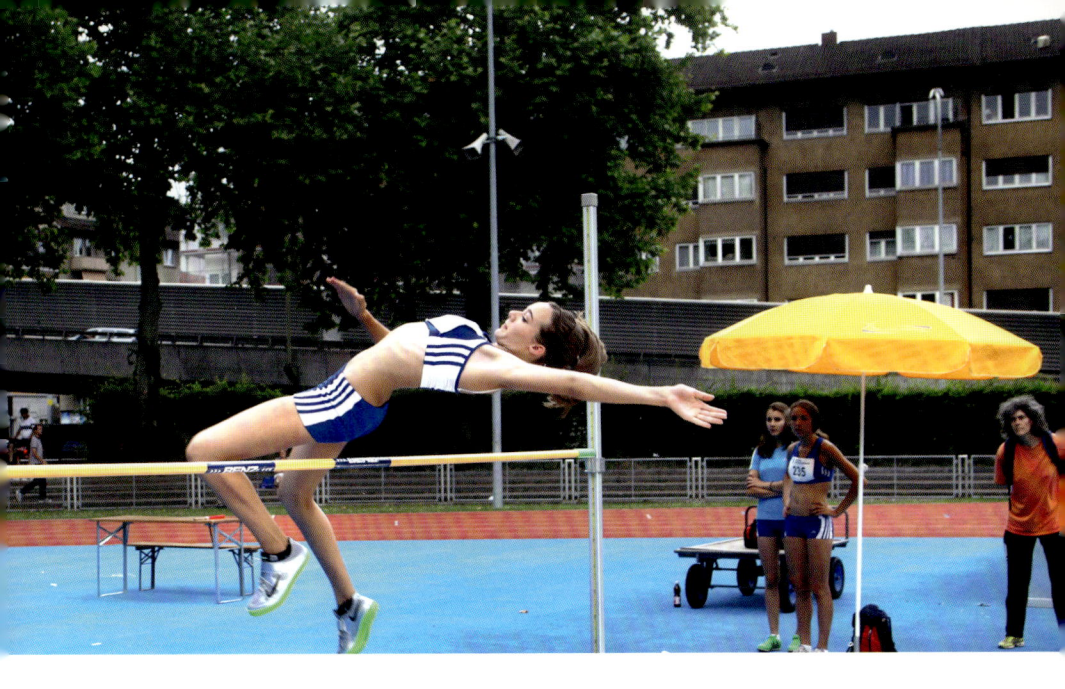

Wir denken schon lange, dass die beschleunigte Entwicklung der Mittelmeeranwohner teilweise ihren besonderen Erfolg im Fussball erklärt. Früher waren es die Kinder der Italiener, heute sind es diejenigen der Anwohner des östlichen Mittelmeers.

Wie lautet die Lösung des Geburtsmonate-Rätsels?

In verschiedenen Fussball-Spitzenteams verteilen sich die Geburtsmonate der Spieler nicht gleichmässig über das ganze Jahr. Januar bis Juni sind deutlich stärker vertretene Geburtsmonate als Juli bis Dezember, wie ich bereits berichtet habe. Nachdem wir die beiden Schwimmer kennengelernt und ihren Werdegang analysiert hatten, schien es uns wahrscheinlich, dass die Tatsache, dass früh im Jahr Geborene in Spitzenmannschaften übervertreten sind, etwas mit früher oder später Entwicklung zu tun haben muss. Und jetzt können wir zeigen, dass dies so ist!

Von der Juniorenabteilung eines grossen Fussballclubs erhielten wir eine Liste mit allen Geburtsdaten sämtlicher Junioren. Wir fanden heraus, dass in diesem Club in jeder Altersgruppe von den 8-Jährigen bis zu den 18-Jährigen die Geburtsmonate Januar bis Juni massiv übervertreten waren. Das war das gleiche Bild wie in den Spitzenmannschaften und wie in der ersten Mannschaft dieses Fussballclubs. Also doch die Frühlingshormone der Mutter? Doch die Frühlingsvitamine während der Schwangerschaft? Auf einmal war ich mir meiner Sache nicht mehr so sicher. Eigentlich hätten wir erwartet, dass bei den jüngeren Spielern die Geburtsmonate regelmässig über das Jahr verteilt gewesen wären und dass sich erst mit zunehmendem Alter in den verschiedenen Mannschaften eine Verschiebung zu den frühen Geburtsmonaten ergeben hätte. Wir dachten, dass früh im Jahr Geborene einen Entwicklungsvorteil haben im Vergleich zu spät im Jahr Geborenen, und dass einige von den spät im Jahr Geborenen deshalb in jungen Jahren aus ihren Mannschaften ausscheiden würden. Das war aber keineswegs der Fall. Jetzt half uns das Beispiel des Fussballers weiter, den ich oben erwähnte. Ja natürlich! Die Junioren eines Spitzenfussballclubs sind wahrscheinlich bereits eine Auswahl der besten Spieler der Altersgruppe. Spitzenfussballclubs haben ja Scouts, welche die Spiele kleinerer Fussballclubs auch bei den Junioren verfolgen und versuchen, die besten von ihnen in ihren Fussballclub zu übernehmen. Weil Spitzenfussballclubs oft eine bessere Förderung von Junioren zu bieten haben, weil sie mehr Geld haben und weil sie vom späteren Verkauf ihrer Talente profitieren können, wechseln die als Talent erkannten Junioren oft schon in jungen Jahren von einem kleineren in einen grösseren Club. Konsequenterweise haben wir dann versucht, auch von kleineren Fussballclubs, welche bekannte Zulieferer von grossen Fussballclubs sind, die Geburtsdaten der Junioren zu erhalten. Dies war schwieriger als vermutet. Es war viel einfacher, Geburtsdaten von grossen als vom kleinen Fussballclubs zu erhalten, weil grosse Fussballclubs besser organisiert sind. Am Schluss hatten wir aber die

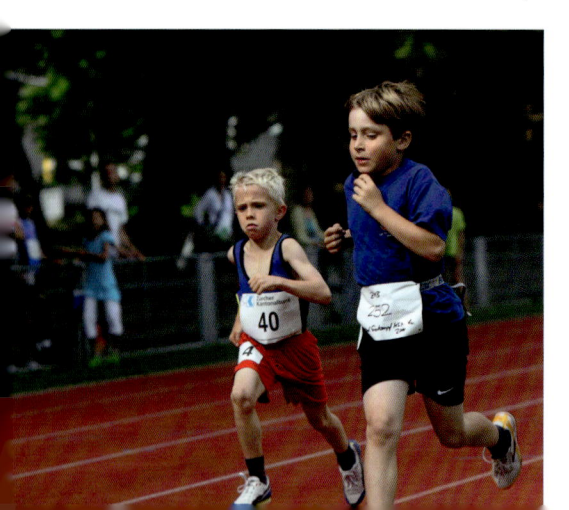

Geburtsdaten von drei grossen und von drei kleinen Fussballclubs. Das Resultat entsprach genau dem, was wir erwartet hatten. Bei den Junioren der kleinen Fussballclubs waren die Geburtsmonate gleichmässig über das ganze Jahr verteilt, während bei den grossen Fussballclubs jeweils etwa zwei Drittel der Geburtsmonate in der ersten Jahreshälfte lagen.

Man kann also sagen, dass die Talentselektion bereits früh durch den Entwicklungsvorsprung von früh im Jahr Geborenen verglichen mit spät im Jahr Geborenen beeinflusst wird. Die spät im Jahr Geborenen haben eine viel geringere Chance, als Talente wahrgenommen zu werden und dann in der Folge in Spitzenclubs adäquat gefördert zu werden. Dies erklärt eindeutig, weshalb in den Spitzenclubs die Geburtsmonate Januar bis Juni so deutlich übervertreten sind. Es zeigt aber auch, dass die Talente von Spätentwicklern in der Regel nicht erkannt und nicht gefördert werden. Auf diese Weise werden schätzungsweise mindestens 50 Prozent der Talente nicht erkannt, weil sie eben gar nie oben an der Pyramide, nämlich bei den besten Juniorenmannschaften, ankommen. Dies scheint mir eine dramatische Erkenntnis zu sein. Dramatisch in zwei Richtungen: Einerseits gibt es so gesehen keine Chancengleichheit bei gleichem Talent. Andererseits verpassen die Clubs, die eigentlich von den Talenten leben, die Hälfte der Talente und verlieren sehr viel Geld, indem sie oft nicht in die Richtigen investieren. Selbstverständlich gibt es noch viele andere Aspekte bei der Talentauswahl. Ich wollte hier nur zeigen, wie ungenügend die Talentauswahl bei uns heute funktioniert.

Wir alle müssen ein grosses Interesse daran haben, dass so viele Kinder wie möglich so früh als möglich, nämlich bereits als Kleinkinder, in ihrer Bewegungslust unterstützt und dann auch später direkt sportlich gefördert werden. Und zwar zum einen, weil dies der Gesundheit der ganzen Bevölkerung zugutekommt und zum anderen, weil wir so auch eine grössere Auswahl von Talenten im Spitzensport zur Verfügung haben. Je grösser die Basis der Bewegten und Sporttreibenden ist, desto grösser ist auch die Basis für den Leistungssport. Je grösser die Basis der Sporttreibenden ist, desto gesünder ist die ganze Bevölkerung und desto geringer wird der Aufwand für die Krankenversicherung. So einfach ist das. Das Rezept lautet: Bewegung, Bewegung, Bewegung – von der Geburt bis ins Erwachsenenalter. Was die Bewegungsförderung betrifft, ist es nie zu früh und wahrscheinlich nie zu viel. Hüten wir uns aber vor zu wenig und vor falscher Bewegungsförderung!

Anhang 1

Das normale Wachstum von Kindern

Wachstumskurven

Die einfachste Methode um herauszufinden, ob ein Kind oder ein Jugendlicher für sein Alter zu gross oder zu klein ist, besteht darin, seine Grösse auf der Perzentilenkurve einzutragen.

Die Perzentilenkurven dienen dem Vergleich mit den Gleichaltrigen. Ein Platz auf der zehnten Perzentile bedeutet beispielsweise, dass neun gleichaltrige gesunde Kinder kleiner und 90 gleichaltrige gesunde Kinder des gleichen Geschlechts grösser sind.

Definitionsgemäss ist das Wachstum normal, wenn es zwischen der dritten und der 97. Perzentile und ab dem zweiten Geburtstag immer etwa im gleichen Perzentilenkanal stattfindet.

Wachstumskanal

Ab dem zweiten Geburtstag bis zum Beginn der Pubertätsentwicklung sollte das Wachstum immer etwa im gleichen Perzentilenkanal erfolgen.

Beispielsweise sollte ein Junge, der mit zwei Jahren auf der 50. Perzentile wächst, bis ins Alter von zwölf Jahren im Bereiche der 50. Perzentile bleiben. Ein Wechsel des Wachstumskanals ist verdächtig auf eine Störung und sollte von einem Facharzt abgeklärt werden. In den ersten beiden Lebensjahren ist ein Wechsel des Wachstumskanals aber im Allgemeinen Ausdruck einer physiologischen Anpassung und nicht abklärungsbedürftig. Geburtslänge und Geburtsgewicht sind hauptsächlich Ausdruck des Wohlergehens im mütterlichen Bauch. Erst im Verlaufe der beiden ersten Lebensjahre, manchmal auch noch später, kommt es zu einer Anpassung der Grösse an den ererbten Wachstumskanal.

Biologisches Alter

Wenn Sie mehr über das Wachstum Ihres Kindes wissen möchten oder wenn das Wachstum Ihres Kindes auffällig erscheint, müssten Sie zusätzlich ein Handröntgenbild anfertigen lassen.

Einige Kinder sind während der Kindheit klein, sie beginnen ihre Pubertätsentwicklung später und wachsen dann länger als die durchschnittlichen

Gleichaltrigen. Schliesslich erreichen sie aber eine normale Erwachsenengrösse. Diese Kinder weisen eine Verzögerung des biologischen Alters auf. Sie sind sogenannte Spätentwickler, aber meistens völlig gesund. In der medizinischen Fachsprache spricht man von einer «konstitutionellen Verzögerung von Wachstum und Pubertätsentwicklung». Um zu wissen, ob ein Kind ein Spätentwickler sein wird, machen Spezialisten ein Handröntgenbild und bestimmen das Knochenalter. Auf Grund des Knochenalters kann man bereits ab einem Alter von zwei bis drei Jahren voraussagen, ob ein Kind seine Pubertätsentwicklung früh, normal oder spät durchmachen wird. Deshalb kann man mit Hilfe des Knochenalters auch berechnen, wie lange ein Kind wachsen wird und wie gross es letztlich wird. In den gleichen Familien kommen die gleichen Wachstumsmuster immer wieder vor. Eine etwa durchschnittlich grosse Mutter erklärte: «Meine Tochter ist zwar klein, ich war aber in der Schule auch immer die Kleinste und bin sehr lange gewachsen; meine erste Periode hatte ich erst mit 16 Jahren». Man hüte sich aber vor allzu schnellem Trost. Manchmal ist auch ein Wunsch der Vater dieses Gedankens – und die spätere Realität sieht anders aus. Deshalb gehört zu jeder Wachstumsabklärung ein Handröntgenbild.

Gewichtsverlauf
Wie die Grösse kann man auch das Gewicht auf einer Perzentilenkurve eintragen.
Man weiss dann, ob das Kind im Vergleich zu anderen Kindern schwer oder leicht ist, und noch wichtiger, ob das Gewicht normal zunimmt, indem es etwa immer im gleichen Perzentilenkanal verläuft. Wenn das Kind überproportional zunimmt, dann steigt seine Gewichtskurve nicht mehr parallel mit den Perzentilenkurven an, sondern verlässt seinen Perzentilenkanal, seine Kurve geht nach oben und nähert sich beispielsweise der 97. Perzentile.

BMI-Verlauf
Die Gewichtskurve zeigt nur bedingt, ob ein Kind übergewichtig oder schlank ist, weil kleine Kinder ja ganz automatisch auch leichter und grosse Kinder schwerer sind, ohne dass sie deshalb dünner oder dicker sind. Die Frage, ob ein Kind dick oder dünn ist, hängt also auch von seiner Grösse ab.
Deshalb wurde der Body Mass Index (BMI) entwickelt. BMI = Körpergewicht in Kilogramm geteilt durch Grösse in Meter hoch zwei.

Auch der BMI nimmt mit dem Alter automatisch zu. Um erkennen zu können, ob der BMI eines Kindes zu viel oder zu wenig zunimmt, braucht es wieder Perzentilenkurven. Auf unserer Grafik verwenden wir diejenigen der Zürcher Longitudinalstudie. Diese Daten wurden zwischen 1955 und 1975 erhoben. Weil die Kinder auch in der Schweiz in den letzten Jahrzehnten etwas dicker geworden sind, liegt der heutige Durchschnitts-BMI etwas über demjenigen der hier abgebildeten Kurven. Das ist gut so. Wir möchten den BMI und das Gewicht unserer Kinder ja nicht einfach mit dem aktuellen Durchschnittsgewicht der heutigen Kinder vergleichen, sondern mit einem idealeren Zustand (vgl. Kapitel 1). Dazu kommt, dass es keine aktuellen Schweizer Zahlen gibt. Es gibt neuere BMI-Kurven aus Deutschland und aus Amerika. Letztere werden seit kurzem auch in der Schweiz verwendet. Weil die amerikanischen Kinder im Durchschnitt aber dicker als die Schweizer Kinder sind, geben sie ein falsches Gefühl von Sicherheit.

Ein Body Mass Index oberhalb der 50. Perzentile sagt aus, dass das Kind in Bezug auf andere überdurchschnittlich schwer ist – und zwar unabhängig davon, ob seine Körpergrösse für sein Alter gross oder klein ist. Steigt die BMI-Kurve eines Kindes mehr an als die 50. BMI-Perzentilenkurve, dann nimmt es überproportional zu.

Der BMI sagt aber nichts aus über die Körperzusammensetzung. So kann der BMI ansteigen, weil das Körperfett zunimmt (üblich) oder weil die Muskulatur zum Beispiel infolge eines neu begonnenen Krafttrainings zunimmt (eher selten).

Name: _____ Geb. Dat: _____

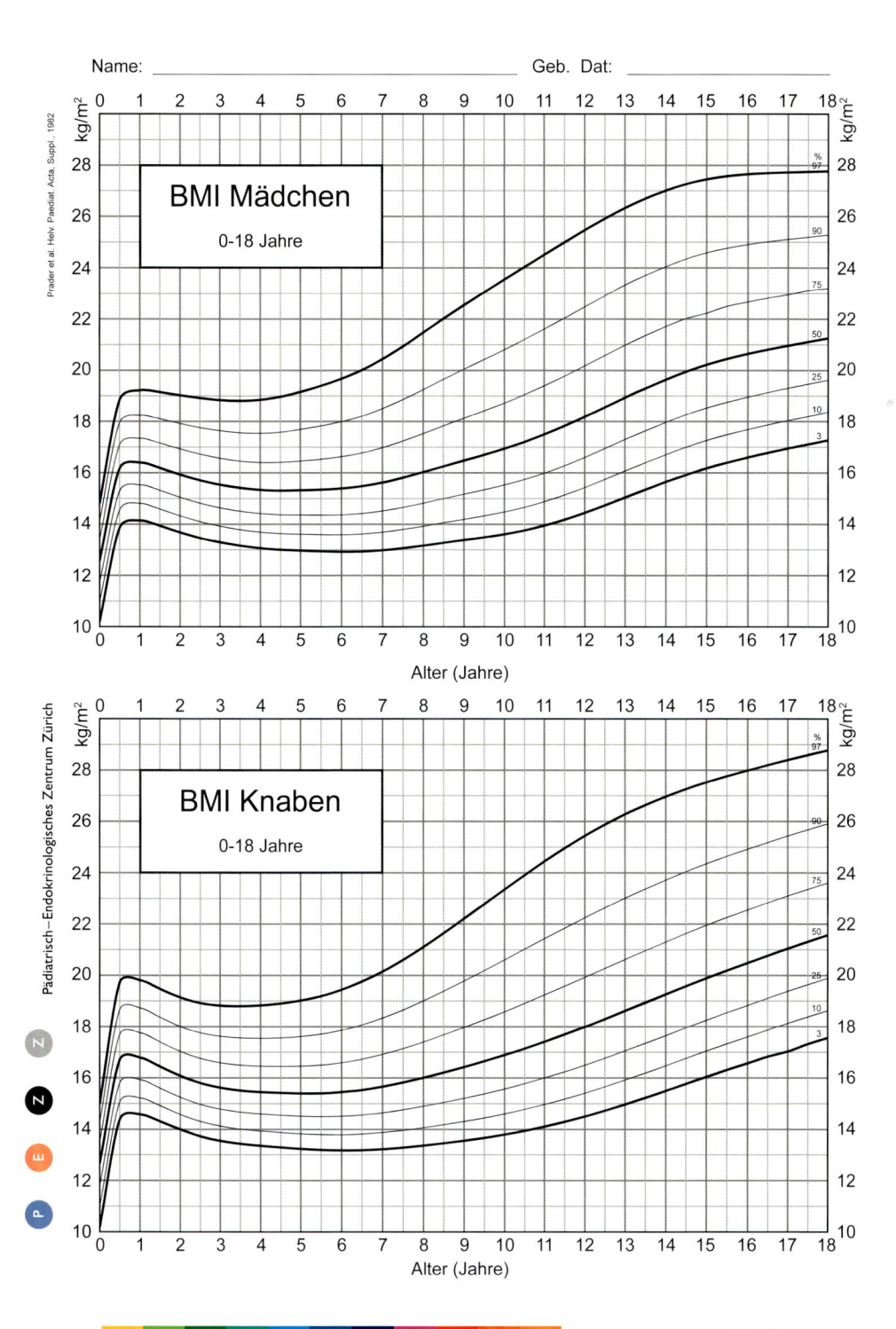

BMI Mädchen
0-18 Jahre

BMI Knaben
0-18 Jahre

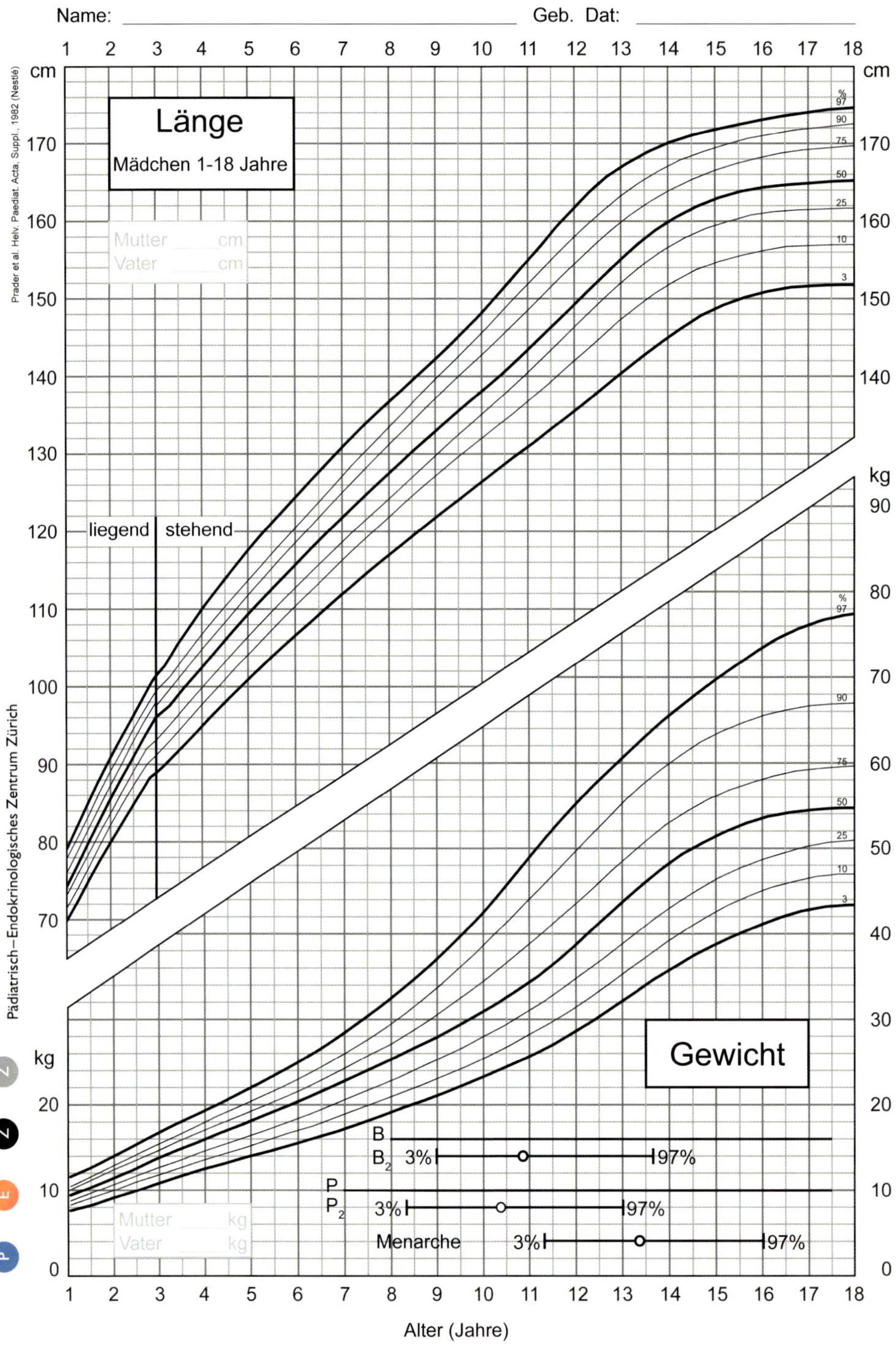
Name:
Geb. Dat:
Länge
Mädchen 1-18 Jahre
Mutter ____cm
Vater ____cm
liegend
stehend
Gewicht
Mutter ____kg
Vater ____kg
cm
kg
%
97
90
75
50
25
10
3
B
B_2 3% 97%
P
P_2 3% 97%
Menarche 3% 97%
Alter (Jahre)
Prader et al. Helv. Paediat. Acta, Suppl., 1982 (Nestlé)
Pädiatrisch–Endokrinologisches Zentrum Zürich
Z
N
E
P

Länge
Knaben 1-18 Jahre

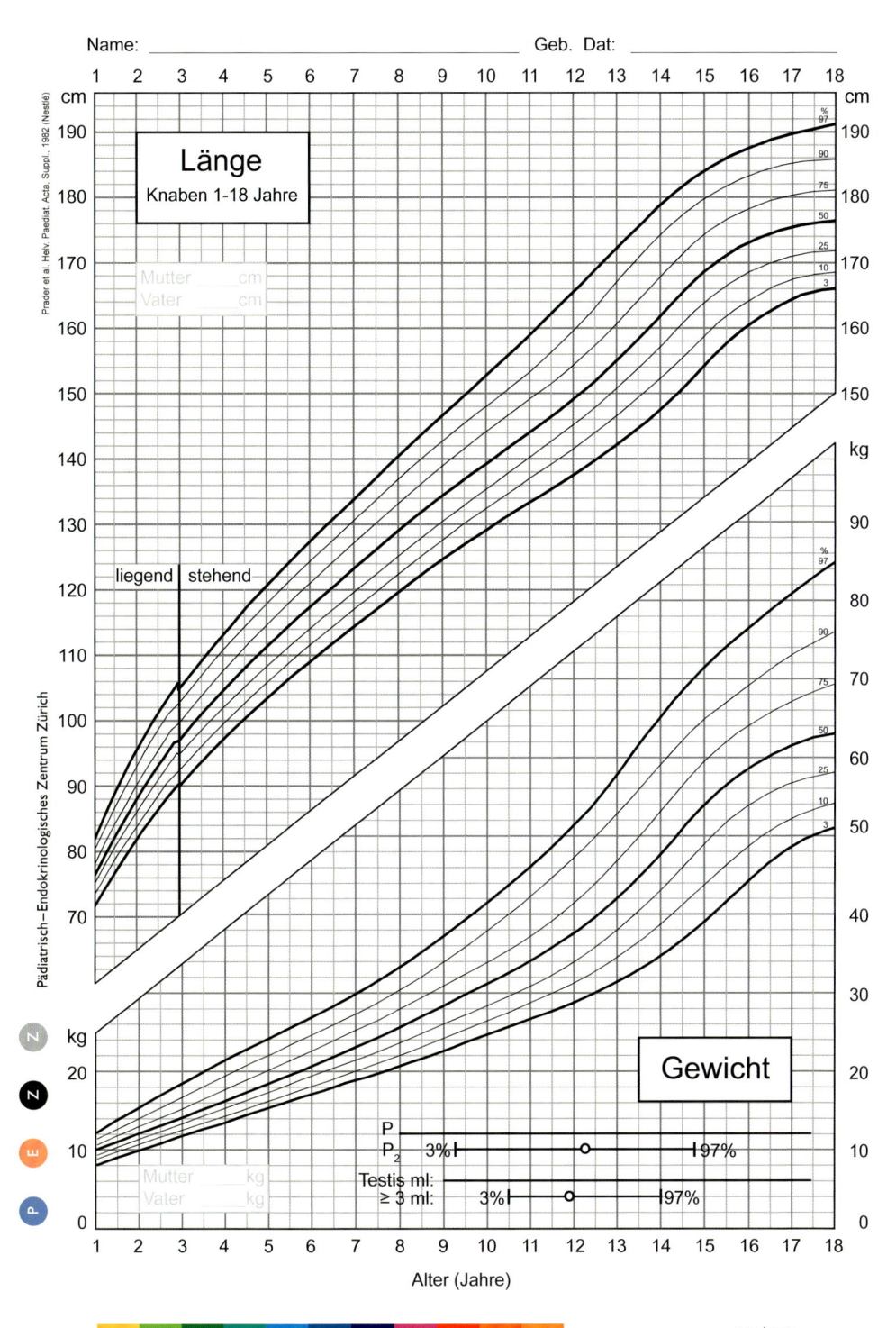

Mutter _____ cm
Vater _____ cm

liegend | stehend

Pädiatrisch–Endokrinologisches Zentrum Zürich

Prader et al. Helv. Paediat. Acta, Suppl., 1982 (Nestle)

Name: _____   Geb. Dat: _____

Alter (Jahre)

Gewicht

Mutter _____ kg
Vater _____ kg

P
P₂   3% |——o——| 97%
Testis ml:
≥ 3 ml: 3% |——o——| 97%

Anhang 2

Bewegungsförderung: Angebote in der Schweiz

Vorbemerkung

Derzeit laufen sehr viele Projekte des Bundes, ohne dass sie jedoch konsequent landesweit umgesetzt werden. Das Problem besteht darin, dass die Umsetzung den Kantonen und Gemeinden überlassen wird und dass beim Bund Bewegungsexperten arbeiten, die zwar immer wieder neue Ideen entwickeln, diese aber nicht umsetzen. Möglicherweise spielen auch die beschränkten finanziellen Mittel, die zur Umsetzung bereitstehen, eine Rolle. Jedenfalls verstehe ich nicht, weshalb das Rauchen bald schon landesweit verboten ist, aber bei der Bewegungsförderung so extrem viele Schwierigkeiten bestehen sollen.

Die schönen Projekte des BASPO (Bundesamt für Sport) erwecken den Anschein, als würde zur Bewegungsförderung sehr viel getan. Genauer betrachtet zeigt sich jedoch, dass die Projekte zwar gut sind, dass sie aber nicht funktionieren und nicht umgesetzt werden. Beispielsweise wird «schule bewegt» nur von fünf Prozent aller Schulklassen umgesetzt.

Leider hat Krafttraining immer noch einen schlechten Ruf, obwohl es gemäss unseren und auch gemäss anderen Studien die effektivste körperliche Trainingsform ist. Koordinationstraining ist schön und recht, aber ohne Kraft und einen gesunden Körperbau wertlos. Dasselbe gilt auch umgekehrt. Koordinationstraining bildet bis ins Primarschulalter den Schwerpunkt, aber danach muss die Kraft trainiert werden. Krafttraining ist ein voll individualisiertes Training und passt bestens zum pädagogischen Individualisierungstrend an den Schulen.

Das Programm «schule bewegt» des BASPO (www.schulebewegt.ch)

Das Programm «schule bewegt» nutzt Bewegungserziehung und Bewegungsförderung, um das Lernen in der Schule für Lernende und Lehrende zu unterstützen und zu bereichern. Mit «schule bewegt» erhalten Bewegung, Spiel und Sport genügend Raum. Bewegung wird so zu einem wesentlichen Element für eine gesunde Schulkultur.

Der Turn- und Sportunterricht soll nicht das einzige Instrument für die vielfältigen Anliegen im Bereich Sport und Bewegung in der Schule sein. Dieser Überzeugung ist die Schweizerische Konferenz der kantonalen Erziehungsdirektoren seit längerem. In ihrer Erklärung zur Bewegungserziehung und -förderung vom Oktober 2005 bekräftigte sie, dass die Schule als Ganzes die Bewegung vermehrt berücksichtigen muss. Neben dem obligatorischen Sportunterricht sind die positiven Effekte von Bewegung auch in anderen Schulfächern, im Schulalltag und im Schulumfeld vermehrt zu nutzen.

J+S-Kids des BASPO (www.jugendundsport.ch)
Das Sportprogramm J+S-Kids (Jugend+Sport-Kids) für 5- bis 10-Jährige ist eine vielseitige sportliche Grundausbildung, die von Vereinen und Schulen angeboten wird. J+S-Kids unterstützt Kinder dabei, ihre persönlichen sportlichen Vorlieben zu entdecken, schafft Voraussetzungen für spätere sportartenspezifische Topleistungen und fördert die Sinneswahrnehmung durch den Wechsel der Kursumgebung.
Alle Kinder zwischen fünf und zehn Jahren können Trainings von J+S-Kids besuchen.

J+S-Kids Leiterausbildung
J+S-Kids bietet eine qualitativ hochstehende Ausbildung zur Leiterin und zum Leiter von J+S-Kids mit attraktiven Weiterbildungsmöglichkeiten.
Mit J+S-Kids unterstützt der Bund Vereine und Schulen bei der Umsetzung eines polysportiven Bewegungsangebots für Kinder.

J+S-Kids gegen Bewegungsmangel
Leiterinnen und Leiter von J+S-Kids ermöglichen es Kindern, vielseitige Bewegungserfahrungen und breite Bewegungsgrundlagen zu erlangen und das bereits vorhandene Bewegungsrepertoire zu erweitern. Je vielseitiger und regelmässiger sich Kinder bewegen, desto positiver sind die Auswirkungen auf ihre körperliche, psychische und soziale Entwicklung. Kindgerechte sportliche Aktivitäten fördern zudem die koordinativen und konditionellen Fähigkeiten.
Neue Studien belegen, dass sich viele Kinder zu wenig bewegen. Sie leben ihren natürlichen Bewegungsdrang ungenügend aus, nicht zuletzt aufgrund mangelnder Möglichkeiten. Kinder zwischen fünf und zehn Jahren sollen

sich während mindestens einer Stunde pro Tag bewegen, um von den positiven Auswirkungen der Bewegung profitieren zu können.

qims.ch des BASPO

Das Ziel von qims.ch besteht darin, die Qualität von Sport- und Bewegungsunterricht systematisch zu analysieren und weiterzuentwickeln.
qims.ch...

- ermöglicht allen Beteiligten, sich an klar formulierten Kriterien zu orientieren.
- definiert eine gemeinsame Sprache und schafft so die Basis für eine Qualitätsdiskussion.
- unterstützt Lehrpersonen, Lehrerkollegien und Schulleitungen dabei, Unterrichtsinhalte und Vorgehensweisen transparent zu kommunizieren.
- hilft mit zeitgemässen Messinstrumenten bei der Evaluation des persönlichen Unterrichts und dessen Entwicklung.
- betrachtet den Sport- und Bewegungsunterricht ganzheitlich im Input, Prozess und Output/ Outcome.
- ist ein pädagogisches Hilfsmittel, das Lehrpersonen unterstützt und dazu motiviert, ihren Unterricht zu durchleuchten und zu verbessern.
- garantiert eine einfache Handhabung, altersspezifische Einsatzmöglichkeiten und hohe Anpassbarkeit an individuelle Rahmenbedingungen.
- will in der Anwendung und Umsetzung zu einer höheren Verbindlichkeit nach innen und aussen beitragen.